真健康

HEALTH

身體的答案心知道！

哈佛醫師心能量

許瑞云醫師——著

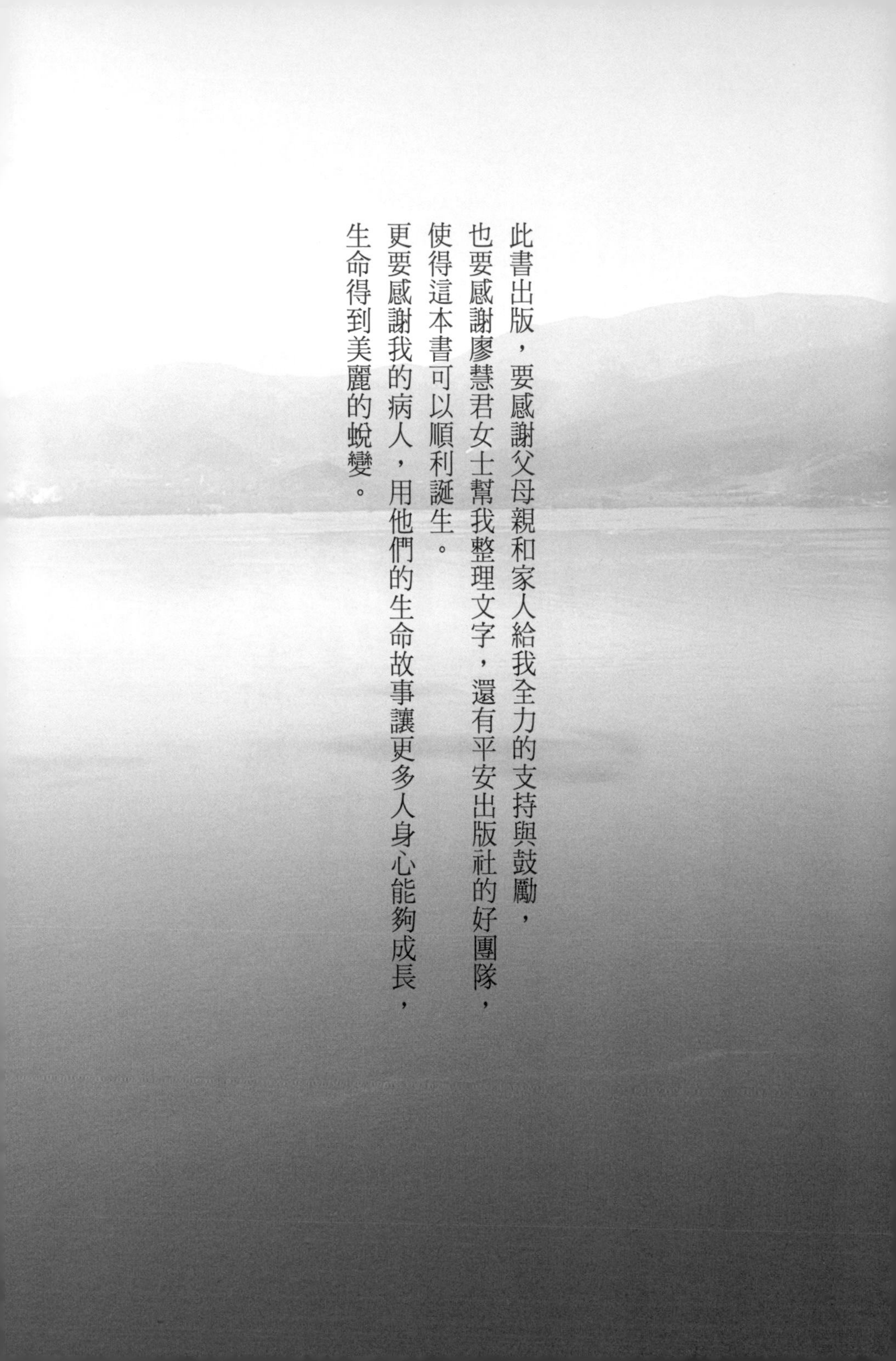

此書出版，要感謝父母親和家人給我全力的支持與鼓勵，
也要感謝廖慧君女士幫我整理文字，還有平安出版社的好團隊，
使得這本書可以順利誕生。
更要感謝我的病人，用他們的生命故事讓更多人身心能夠成長，
生命得到美麗的蛻變。

【見證心得】

學習今世的課題，改善生命動力

◎常陽（男，三十六歲）

從二〇一二年以來，我一直和病菩薩往來，雖保住了小命，但難解的新症狀卻一次一次地襲來。去年四月，指甲生長失序；八月中開始便秘、流血；九月，皮膚出現排斥的斑狀出血；十月口腔再度潰爛……

我很無奈，因為我盡力了，醫師們也盡力了。我在偶然間看到許瑞云醫師的影片，觸發我尋求新的契機。許醫師的治療很有趣，她的最大特色是可以不使用藥物治好病。我想想，這樣並不會影響到原本醫院的療程，那就來試試好了。

二〇一三年十二月初，我搭火車到花蓮，開始了與許醫師的互動。她感應了我的能量場後，沉默了五分鐘，瞬時間，四周安靜得連心跳聲都聽得見。後來，從我的身體能量的測試結果發現，我身體所產生的排斥是因為我不想要活下去。許醫師說通常病人來尋求幫助，內心都是想要活下來的，而我卻一點也不想，所以我的身體在骨髓移植後就不斷地出現排斥現象。

我回答：「因為我覺得活著很辛苦，而疾病一點都不苦，甚至是一種解脫。」我心中浮現了痛苦的根源，然而，我沒說出口。我只像鬼打牆似地回答：「當人很辛苦。」

接著，她說想跟我聊聊比較私密的問題，所以把學生、護理師都先請了出去。護理師臨走前留了兩包衛生紙給我，我和許醫師則在診間內開始了我們的對談與能量測試。她說血液是生命的動力，所以血液的問題是因為生命的喜悅能量被卡住了。她想跟我聊聊為何這次排斥的現象都集中在身體的右側。結果她一開口就直接問：「你喜歡的是……？」答案出來了，右邊代表的是男性，我一直很理性地用意志力排斥我喜歡男性的特質。之前鬼打牆的推託，還是被她給戳破了。

許醫師是一個很溫暖的人，她微笑地對我說，我不需要覺得丟臉，這並不牽扯對與錯的價值判斷，單純只是一種與生俱來的特質。她說，我們都是累生累世不斷地來學習的，有些人可能很多世都是出生當女生，如果這世出生為男生，自然會帶著之前女生的特質與喜好。

人生每世都有功課要做。今生我身為男性，為的是要學習用男性的角度來看事情，而自我接納就是當下最需要學習的一堂課。

我說，其實我只害怕這樣的特質會讓我媽媽難過，所以選擇了這樣的面對方式。她說，想要徹底拔除心中的擔憂，只要把媽媽帶來，她處理過很多類似的狀況，每一個都圓滿解決。說也奇怪，兩天後，我的斑狀出血開始減少了。

十二月二十四日，我和媽媽一起到花蓮看病，我想要除去煩憂，我媽媽想治療她的三高。我先獨自進診間，將目前身體的症狀詳細地列了出來，許醫師也一個一個教我處理之道。看完後她問我，今天可以跟媽媽談談我的狀況嗎？我回答：「當然可以，謝謝！」

接著媽媽進入診間，我則在外面等候。二十分鐘後，護理師把我叫了進去，引導我坐在旁邊，而醫師繼續跟我媽媽談保健之道。約莫五分鐘後，他們結束了對話，醫師轉頭跟我說：「楊先生，你媽媽很ＯＫ，完全接受你的狀況。她只希望你能活得快樂，假如有對象也可以帶回家給媽媽看。」我又傻了。

出了診間，我和媽媽去吃午餐、參觀靜思堂、搭車回家，氣氛很平和。現在，右半身只剩下右手的色斑比較明顯以外，其他的幾乎全都消失了，而且也不再便秘，完全不需要再吃任何瀉藥，連口腔裡的傷口也癒合許多。前一陣子，我因為接了一個作曲的案子，要到台中兩天一夜。我沒跟媽媽說我要做什麼，只說要到台中，隔天就回來。出門前，她語氣輕鬆地問我是不是要去約會？

這些轉變都要謝謝許醫師的幫忙！很感恩上天能藉著許醫師給了我深深的療癒！當然，我還有許多進步的空間要努力，但是我相信，我的生命正在改變，變得更健康平安、幸福和諧了！

【見證心得】

不吃藥，從「心」療癒罕見免疫病

◎林慶芳（女，二十三歲）

十九歲那年，該是人生花漾年華，醫院卻變成我第二個家。醫師告訴我，我得的是一種自體免疫問題，但是發病近兩年，做過無數的檢查，醫師才勉強將我診斷為「高安氏動脈炎」，一種罕見到多數醫師都沒聽過的疾病。發病後，我不停地使用類固醇與免疫抑制劑，反反覆覆地住院，疾病依然失控；看過許多專家名醫，用遍台灣目前最好的醫療，我的疾病仍沒有太大的起色，而過多的免疫抑制藥物甚至讓整個免疫系統陷入混亂。某次對體內僅存的免疫細胞做抽血檢測，醫師搖著頭對我說：「你現在的免疫力，比愛滋病還慘！」於是我開始接受免疫球蛋白的治療，卻又因嚴重過敏而進了加護病房。這些疾病的複雜度讓醫師大嘆都可以寫一本教科書了。

我在短短兩年多內，住院十三次，兩次在保護隔離病房，三次在加護病房。我以為我的人生大概就這樣了吧，沒想到在因緣之下，讓我知道了這位不開藥就可以治好病的醫師。我透過臉書文章，大致明白許醫師的理念，便帶著死馬當活馬醫的心情來到門診，也參加工作坊，許醫師都很精確地點出我卡住的心念。雖然我曾經半信半疑地心想「這些真的有用嗎？」但是只要用心做，我發現我真的慢慢恢復健康。在認識許醫師的十個月後，我完全停掉西藥治療，也恢復健康樣貌。往後當我的身體再次出現各種疑難雜症，只要調適好背後卡住的心念，再配合許醫師教的能量醫療，便能自我療癒。效果之好，實在令人不可思議！

感謝許醫師用不吃藥就可以療癒的方式讓我重生，現在我不只身體健康，連看見的世界也變美了，可見心念力量之強大！很感恩能寫這篇序文，希望能帶給更多人勇氣與力量走向自我療癒。我，一個八年級生的女孩都能做到，您呢？

最後，深深感恩許醫師的新書，讓大家更能擁抱健康喜悅。

【見證心得】

醫院治不好的病，許醫師治好了

◎沈小姐（女，二十五歲）

我從二〇〇八年開始，氣胸大概來回發作了共四到五次。第一次氣胸發作時，我只是覺得胸口悶痛、呼吸困難。剛好當時有做健康檢查，這才發現胸腔已經積水，肺部塌陷了三分之一。令我詫異的是，這種疾病多好發於年輕瘦高型的男性，且男女患病的機率約六比一，為何不太符合這些條件的我，會是那少數之一呢！當時醫院的醫師建議開刀比較容易根治，復發機率是千分之一，我才答應動手術。沒想到相隔一年半後，第二次自發性氣胸又來了，我再次感到震驚：「不是已經做過手術治療了嗎？」在無奈之下，我接受了第二次手術治療，但是這次術後，深深覺得自己白挨了一刀，因為也沒找到真正的傷口，只是讓醫師多一次實驗的機會而已。後來每相隔約半年，我就會發生輕微氣胸的狀況，但是不想再開刀，就自行修養恢復。台大醫師安排我做許多檢查，懷疑我是得了一種叫做「肺淋巴血管平滑肌增生症」的罕見疾病（簡稱LAM）。二〇一四年初，我的肺部再次嚴重塌陷，這時我已經知道，即使開刀也不能讓我痊癒。

剛好透過友人介紹，掛上許醫師的門診。來到花蓮看診的那一天，我連走路都很吃力，躺下坐起更是會讓我氣喘如牛。許醫師詢問我是為什麼感到壓力，當時想到的只有事情做不完、作業做不完，然後一直擔心，之後便發病。許醫師先幫我做整體能量調整，並且告訴我，我的疲憊是因為身心分離，例如睡覺時一直擔心做不完的事情，就無法讓身心放鬆，所以醫師特別叮囑我「活在當下」的重要。醫師也教我用感恩、接受的方式自我療癒，這真的很有效。

看診時醫師試著讓我躺下，但我知道我會很不舒服，所以很害怕；醫師試著要我放鬆，甚至忘記不舒服，自然而然地躺下。我照著醫師的講法做，那瞬間我不舒服的症狀減緩，身體也沒有這麼痛了。醫師說我的病是跟緊張有關係，一緊張，我的平滑肌就會增生，造成身體不舒服。現在回想起來，過去凡是緊張、焦慮或難過時，身體就會馬上反應，開始呼吸急促，還可以感受到肺部產生咕嚕咕嚕的聲音。我現在相信這疾病跟自身情緒有非常大的關聯，因為之前台大也說我的病是沒有原因的。當一個病人聽到醫師宣判：「你的病找不到原因，任何因素都有可能導致生病。」便把它歸類「自發性」，這種解釋對於病人簡直沒有任何幫助，還造成莫大壓力。我回家之後，每天都做許醫師的能量運動，一個月後再回診，我的氣色已經變得紅潤許多。謝謝許醫師提倡身心靈療法，讓我不僅認識了自己的身體，也學會如何傾聽內心的聲音，讓身心靈回到最完好的狀態。

目錄

【見證心得】學習今世的課題，改善生命動力——007
【見證心得】不吃藥，從「心」療癒罕見免疫病——010
【見證心得】醫院治不好的病，許醫師治好了——012

chapter 1
家庭關係和健康息息相關

1. 你和父母的關係是健康之源——020
2. 學著放手，身心都自由——024
3. 家庭和樂可以帶來正面能量——026
4. 你的體貼可能成為家人的壓力來源——029
5. 責罵會帶來焦慮負能量——032
6. 祝福你的傷痛——035
7. 情緒不好，腸胃也不會好——038
8. 尋回你的生命之源——041
9. 改善子宮問題，先改善親密關係——047
10. 如何面對生病的家人——052

chapter 2
樂在工作又健康的秘訣

1. 生命的禮物藏在困境之中——058
2. 錢會跟著愛走——061
3. 樂活在工作——064
4. 退休不是終點——068

5. 為什麼有人成功，而我卻做不到——071
6. 不是不成功，是因緣尚不足——075
7. 讓自己成為搶手貨——078

chapter 3 和諧的情感爲我們補足身心能量

1. 為什麼人生快樂不起來——084
2. 談戀愛要看天時地利人和——087
3. 分手的原因比結果更重要——091
4. 你想要的，不一定是你需要的——096
5. 心不卡住，身也不會卡住——099
6. 感恩讓身體和愛都活起來——102
7. 生氣只會連累自己的身體——104
8. 放下賭氣，胃就不再脹氣——107

chapter 4 以接受代替恐懼，放手就能放心

1. 美貌易逝，智慧才長存——112
2. 如何優雅地老去——115
3. 鬆開手，你就擁有全世界——120
4. 為什麼我的生命總是惶恐不安——124
5. 你在為身心下負面指令嗎？——127
6. 如何克服恐懼——130

7. 知道但是做不到——132
8. 愈抗拒愈痛苦——136
9. 嫌棄病軀，身體也不喜歡你——140
10. 再健康的食材，也會被「恐懼」弄餿——143

chapter 5

愛自己，療癒旅程已經上路

1. 時常觀照自己的情緒和心念——146
2. 脫離舒適圈的制約——150
3. 你的期待是你的絆腳石——154
4. 改變世界，不如改變心念——158
5. 正面迎擊負面能量——161
6. 不認同怎麼接受——164
7. 執著在哪裡，學習就在哪裡——167
8. 討厭的人來自排斥的心——170
9. 任何生命都值得我們善待——174
10. 不是業報懲罰你，是你在罰自己——177
11. 活在當下的秘訣——179
12. 勇敢面對「精神病」——184
13. 接受疼痛就能消滅疼痛——187

chapter 6

尊重是人際相處的不二良方

1. 自己如何看待自己最重要——192
2. 最大的敵人是有分別心的自己——195
3. 言語的力量——199
4. 如何開創正面能量場——201
5. 看清念頭，才能夠改變命運——205
6. 別人生氣我不氣——208
7. 為什麼我總是這麼衰——211
8. 為什麼我會莫名其妙惹人厭——215
9. 一切唯心造——219
10. 態度決定我們的貴人緣——223
11. 向細胞學習分享和合作——227

chapter 7

提升能量運動法

1. 五分鐘快速能量提升法——232
2. 調整生氣——248
3. 胃酸逆流——242

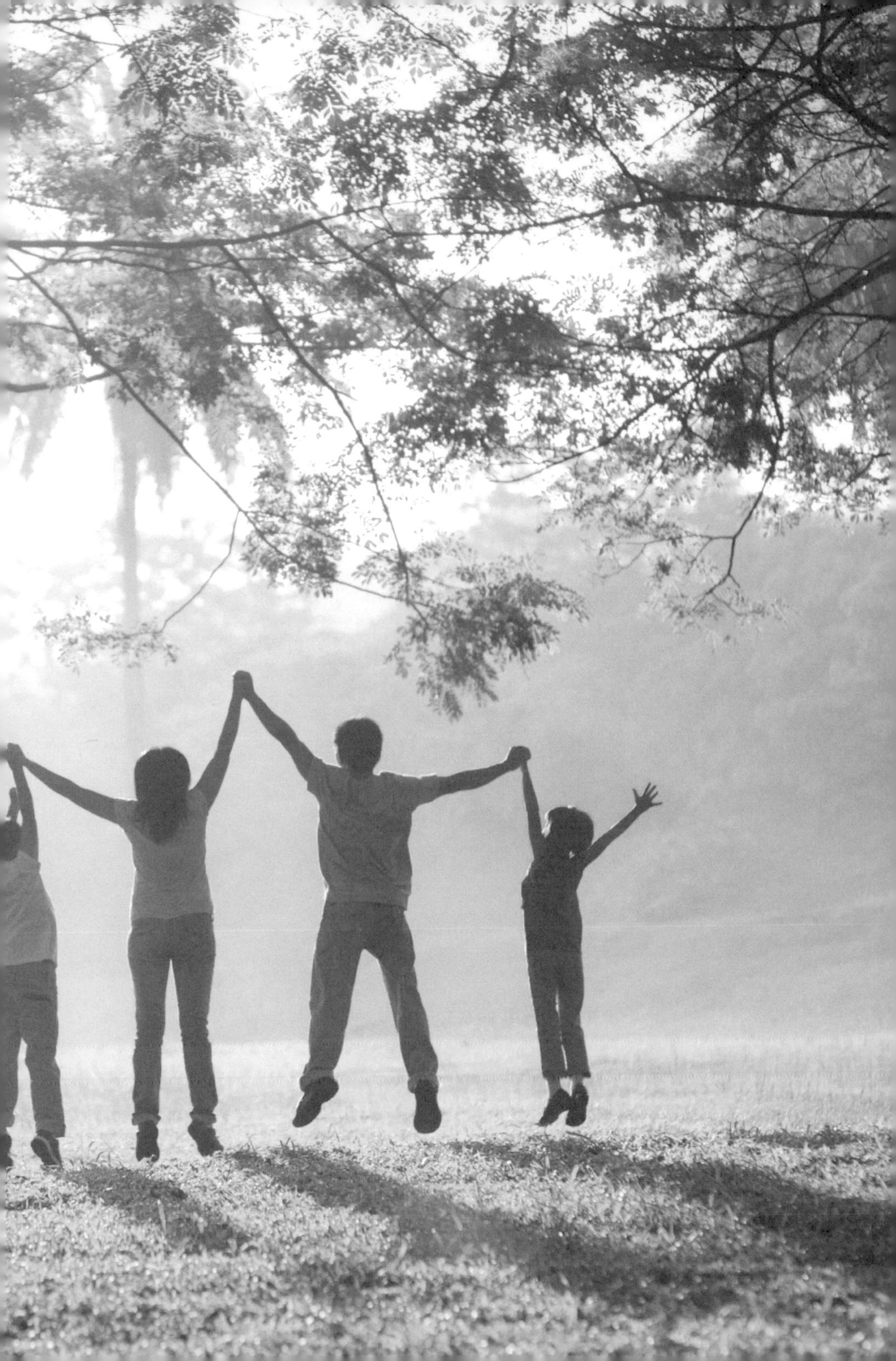

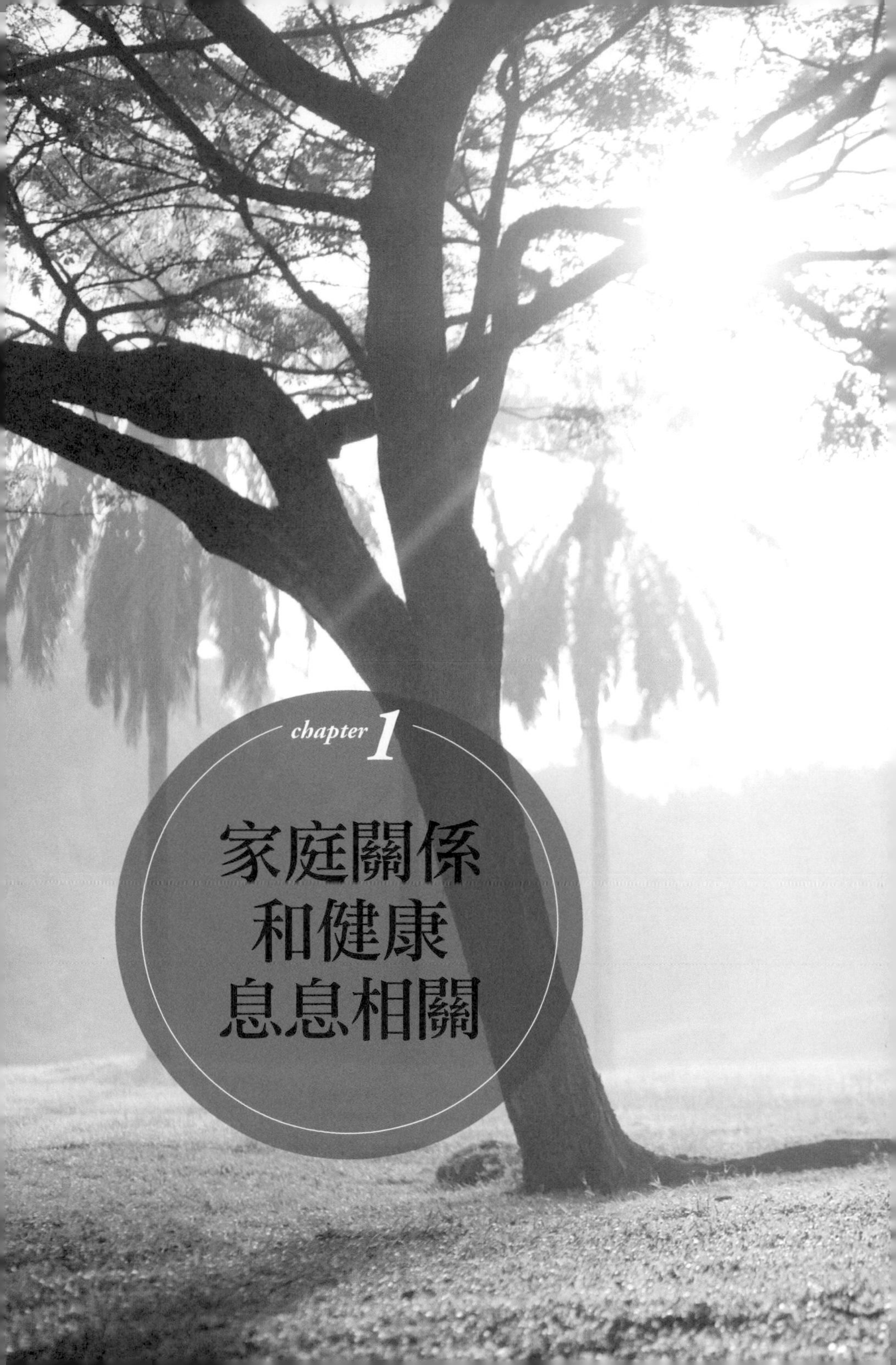

chapter 1

家庭關係和健康息息相關

1

你和父母的關係是健康之源

一個人如果和父母關係不好，甚至不相往來，生命能量會空掉一大塊，所以容易出現不同的上癮行為，藉以填補這個空缺。

有位病人來看診，說他腸胃不舒服，容易便秘，但又控制不住口腹之欲；另外，又因為很會花錢，所以工作上和財務上都有很大的壓力。

我問他和父母的關係怎麼樣，他說父親是大陸來的退伍軍人，對小孩很嚴格。病人讀國中的時候，有一回跟父親起了衝突，大吵之後很想離開家，只是苦於自己還小沒有能力出走，心裡想著有一天一定要離開這個家。母親因為很嘮叨，所以病人和母親也處得不好。

一個人如果和父母關係不好，甚至不相往來，生命能量會空掉一大塊，所以容易出現不同的上癮行為，藉以填補這個空缺，例如：對食物或網路上癮、愛亂買東西，甚至可能沉迷於菸、酒、毒品、賭博。除了容易沉溺於某些癮頭，這些與父母關係不好的人，很難發自內心感到自信，常常自認無法勝任被賦予的工作，對己對人都缺乏安全感，與同儕相處也容易產生摩擦。

而父母之中，母親對個人的人際關係影響甚大。母親是孩子人生的第一個人際關係，每個人打從娘胎就與母親繫在一起，母親是人生的根本與基礎，也是生命中愛的來源。如果無法與滋養我們的母親關係融洽，那麼生命中愛的流動就會卡住，和其他人之間的關係就會缺乏愛的動力。所以必須與母親維持和諧的關係，才能有良好的人際關係。

母親對兒女的擔憂是一輩子的事，即使孩子六十歲了，八十歲的老母親還是會煩心。特別是母親成長的年代裡常常有戰亂、貧窮、饑荒等經驗，經歷過那樣生活的人，經常處於恐懼不安中，不自覺就會把不安投射到孩子身上，所以特別會叨念自己的孩子。母親念你的時候，如果用反抗、叛逆、不從、厭惡的方式回應，那只會讓母親更加不安，於是嘮叨得更厲害。下回母親開始叨念時，試著帶著感恩的心告訴媽媽：「媽媽，謝謝妳的關心，我知道妳希望我……我會好好……請媽媽祝福我，不要擔心我。」一旦母親瞭解我們有把她的話聽進去，自然就會比較安心，不會一直嘮叨。

我告訴病人，其實他很幸福，因為媽媽還活著，而且可以大聲嘮叨，就表示她體力不錯，意識清楚。我們很難讓媽媽完全不擔心，因為這是她對自己生命的投射，所以孩子愈抗拒不從，母親就愈不安、愈嘮叨。其實當孩子不抗拒，就不會感到厭煩，只要能感恩媽媽的關愛，自然就能夠喜悅地接受。

病人說每當母親嘮叨時，他除了覺得煩，也覺得生氣。媽媽常常念他在外面亂吃、亂花錢，病人總是氣得叫媽媽不要再念了。我告訴病人，他之所以生氣，是因為自己也認同媽媽的話，氣自己亂吃東西、亂花錢，實際上是自己在批判自己。這不是媽媽的問題，而是自己要去面對自我內在的課題。只有當我們認同別人的評價，心底也如此討厭排斥那樣的自己時，才會感到生氣。

至於父親對病人的期許以及嚴格的要求，背後其實是一份愛，希望病人過得好，不要承受他一生顛沛流離所受的苦，母親也是如此。我建議病人去父母面前跪下懺悔，感謝他們生養的恩情，讓自己與父母連結圓滿，這樣才能發自內心地愛自己，個人的能力才會順利地發展。

這位病人隔天發了訊息給我，說他問診完當天晚上就和老婆一起回爸媽家，陪父母看完連續劇後，突然下跪和爸媽懺悔過去自己的種種不對。起初父母有些受到驚嚇，連說病人沒有什麼不好，但在病人說明下跪懺悔的原因後，雖然父母好像還是似懂非懂，但是第一次全家人能敞開心房，在親密的氣氛中，對彼此說了許多話。很多聽到這個故事的人，都禁不住感動地流下眼淚。

父母是生命的泉源，每個人生命的能量都來自父母，當一個人討厭、懷恨或否定父母時，不可能認同自己和愛自己。否定父母就像在否定自己，懷恨父母就不免懷恨自己。

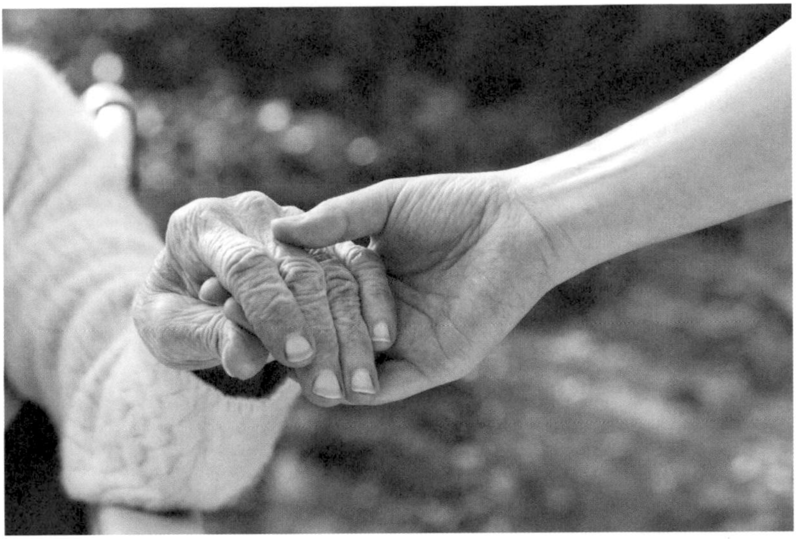

對父母感到不滿時，試著察覺是不是自己對自己感到不滿，想想自己有什麼地方做錯，然後去看看父母對我們的愛與付出。無論父母是用什麼方式表達，都是對孩子的愛。我們可以用同樣的方式和伴侶、孩子、朋友相處，能夠做到的話，人際關係自然會改善。生命的一切都是環環相扣，而對父母的愛和感恩心正是一切的源頭，當我們能夠全然地接納父母、愛父母的時候，我們才能夠全然地接納和愛自己。

2 學著放手，身心都自由

凡事認為自己是對的，別人是錯的，且堅持己見，容易有不滿、憤怒、生氣情緒的人，身體很容易淤塞，進而產生結石。

蕭女士因為糖尿病和疲倦問題來找我看診。她跟我抱怨生活好忙碌，每天裡裡外外地奔走，家裡和公司都沒有可靠或可用之人，所以覺得人生好累。

我仔細瞭解以後，發現蕭女士其實太愛管事，家裡的大小事都要干涉，對別人做事不放心，總覺得別人做得不對或做得不好。別人拖過的地，她嫌不夠乾淨，自己要再拖一次；別人煮飯她也要「指導」一下，不是嫌菜的火候不夠，就是覺得豆腐不香。凡事看不順眼，事必躬親，這樣的個性當然容易活得很累。太強勢的母親會教養出依賴心強的孩子。母親什麼都幫孩子做好、想好，從穿什麼衣服、說什麼話、吃什麼食物、上什麼課、選什麼系、交往什麼對象，全都由母親一手策劃，完全不給孩子獨立思考，不給孩子下決定，為自己負責的機會。

太強勢的妻子會養成懦弱無能、不負責任的老公；太強勢的兒女容易讓父母畏縮，失去生命的動力，甚至可能導致老年癡呆症的問題；太強勢的老闆則只能容得下唯唯諾諾、沒有擔當、毫無創意的員工。

所以當我們總是抱怨自己累得要命、兒女不成材、老公不可靠，父母又依賴的時候，自己應該要反思：「我是否太強勢了？太愛管教或干涉他人？太愛批評他人做得不好？對別人總是不信任也不放心？」凡事認為自己是對的，別人是錯的，且堅持己見，容易有不滿、憤怒、生氣情緒的人，身體很容易淤塞，進而產生結石。有腎結石或膽結石困擾的人，每每發作時總是苦不堪言。對治結石的問題，食療一般只能達到非常有限的效果，要改善結石的問題，必須要從心念改起。

如果能夠尊重他人不同的意見，學習從不同的角度看事情和處理事情，自然不會因別人和自己有不同的做法或想法，而感到不高興或是憤怒。放下對人與事的主導欲望，不再只以自己的標準為唯一的準則，慢慢的就能夠看到事情的多種可能，擁有更高遠的眼界與更寬廣的心胸。

如果我們能夠開始轉變自己的態度，學習看到自己不足或不對的地方，看到別人對的、好的地方，學習真心地讚美與支持他人、信任他人，相信別人也可以做得很好，這樣才能讓自己回到自己的位置上，不僅自己省力，也讓周遭的人有機會前進，能夠自立。

3 家庭和樂可以帶來正面能量

家庭和樂所發散出的能量是一種美好的共振，身處在這樣的環境中，家人的身體自然愈來愈健康，精神也會感到喜悅安定，全家都能身心平衡。

之前邀請一位外籍老師來台上課，老師教大家用缽來進行各種療癒。先將不同的缽放在身體的不同位置，然後予以敲擊，藉由缽所發出的聲音，來判斷身體各個脈輪的問題。從不同脈輪的反應，我們可以瞭解五臟六腑以及相對應的各種情緒問題。除此之外還有一個有趣的發現：配偶、家人或是朋友之間的互動關係，也可以從缽的聲音判別。

如果彼此相親相愛、關係和諧，那麼缽所振動出來的聲音就會非常美妙，有時甚至會讓老師訝異於他所帶來的缽竟可以發出那麼美麗的聲音；反之，如果兩人關係緊張、相敬如冰，動輒爭吵埋怨，那麼缽所發出的聲音，就變得刺耳尖銳，極不和諧。

家庭和樂所發散出的能量是一種美好的共振，身處在這樣的環境中，家人的身體自然愈來愈健康，精神也會感到喜悅安定，全家都能身心平衡，也才能做到父慈子孝，兄友弟恭。如果家裡經常吵吵鬧鬧、怨氣沖天，家人的身體就會愈來愈多毛病，常常精神不濟，暴躁易怒，使得一家大小都容易迷失，夫妻外遇、網路上癮、沉迷電視等問題就容易發生。

家庭和樂得靠所有家庭成員安守自己的心念，時時刻刻觀照自己的念頭、情緒和言語行為。即使有些家人暫時無法完全做到，但是如果從自身開始做起，時時刻刻反思自己的起心動念和言行舉止，守好自己的行為和言語，甚至是學著安守自己的心念，慢慢地就能夠為周遭的人帶來和諧快樂，家庭也會趨向和樂。

假設先生工作壓力大，下班又得應酬喝酒，回到家亂發脾氣，如果太太能顧好自己的行為和言語，體諒先生的辛苦，不因為先生亂生氣而跟著生氣，能

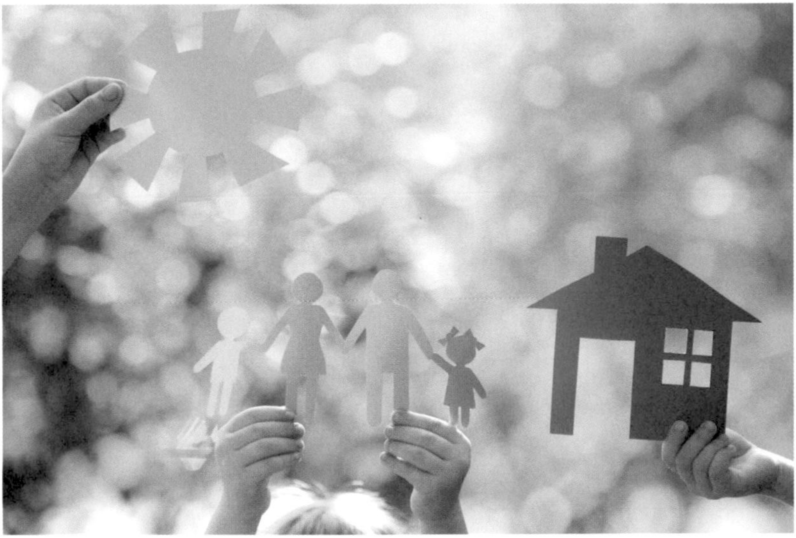

夠輕聲細語地關懷先生，自然不會讓事情鬧大。

等到先生酒醒了，再好好地跟他溝通，先生才會意識到自己的問題，為自己不當的行為感到抱歉，進而反思如何抒解工作壓力，以免影響家庭。能夠做到這樣，夫妻關係自然就會好，子女也會感到安定。

曾經有位病人就經歷這樣的過程：原本先生常常酗酒抽菸，她對先生的行為感到生氣，總是跟先生吵架，但先生並不願意調整，反而更加頹廢無法自拔。

後來她聽從我的建議，守好自己的心念、言語和行為，學習去尊重和愛先生。慢慢的，先生酗酒抽菸的情形開始減少，夫妻關係也獲得改善，彼此的感情變得愈來愈好。孩子們看到父母感情變好，心情上也感到開心，個性也變得愈來愈穩定。

同樣的，心靈和樂的人所產生的能量也是和諧的共振，透過敲擊缽所發出的聲音會很動聽，如此和諧的能量場，代表的正是健康的身體以及平和的情緒。一個健康平和的人，就能為周遭的人帶來和諧快樂；相反的，如果心中充滿貪婪、嗔恨、嫉妒、傲慢等情緒垃圾，散發的絕對是不和諧的共振能量，而這樣的人就會為自己及周遭的人帶來痛苦及煩惱。

所以如果想要讓自己和家人能夠幸福，我們應該時時觀照並安守自己的心念、言語和行為。

4

你的體貼可能成為家人的壓力來源

有些行為看來很體貼，但是背後其實隱藏著控制他人的欲望、貪念或是某種恐懼。

有很多女性朋友都有類似的感受：凡事幫先生和孩子做得無微不至，凡事把家人擺第一，辛苦地為家人付出一切，努力當個體貼的太太和媽媽，沒想到最後卻被家人嫌囉嗦，甚至有時還會發生爭吵摩擦。

有些行為看來很體貼，但是背後其實隱藏著控制他人的欲望、貪念或是某種恐懼。深究人生煩惱和痛苦的源頭，會發現很大的原因是根植於某種恐懼害怕，因為怕失去身邊各種有形無形的人事物，所以為人生帶來許多苦。

就像很多太太會幫先生打點每天上班外出的衣服、鞋子和三餐飲食，也有些先生喜歡干涉太太的穿著打扮以及人際往來；部分男女朋友交往時，有些人會干預對方的社交生活，表面上似乎是為了對方好，但實際上可能隱藏了希望對方依照自己的期待過日子的欲望。

如何了解自己是單純地體貼他人，或者內在其實有著控制支配他人的欲望呢？如果只是純粹的關心和體貼，那麼即使他人不願意配合，我們也不會生氣，還是平靜自在；反之，如果是想控制他人，那麼當他人不能配合時，我們便會感到憤怒、不滿或害怕。

就像當另一半不喜歡我們為他搭配的穿著，而挑選了其他的衣服時，我們如果因此感到不快，那麼很可能是我們想控制對方的欲望不能被滿足，才會引起負面情緒。

有時候我們替同事順手做些小事，像是主動開燈增加空間明亮度，或買些小點心請同事吃，但同事並不領情，可能把燈又關了，或者不吃我們買的點心。這時如果我們覺得不高興，也許應該要問問自己為什麼要感到不舒服，如果夠誠實，我們會發現很多時候是因為

內在動機未被滿足，才會感到不快。

已經長大了的孩子跟朋友相約出遊，我們因擔心而常打手機或送簡訊「關心」，孩子們受不了就乾脆關機或者不接我們的電話，反而引起我們的不快，而和孩子搞得不開心。如果我們可以往內察覺自己不安的原因，處理並面對自己擔心的情緒，就不會把自己的生氣恐懼怪罪到孩子的頭上了。

另一個常見的例子，是成年的孩子基於健康理由，要求年老父母飲食清淡，少吃油膩，多吃蔬食，但父母卻不願意調整飲食習慣，導致孩子與父母產生摩擦或是帶來衝突。這時候身為孩子的人如果坦誠了解自己憤怒的理由，可能會發現原來是自己擔心父母一旦生病，說不定會失去父母親的關愛，也可能是害怕父母生病，自己肩上的負擔將會增加，甚至無力照顧。

當情緒冒出來的時候，要試著仔細觀察情緒背後的原因，自己的情緒其實完全是自己的問題，無關乎別人。同一件事情，每個人的情緒反應可能截然不同，所以如果自己有任何負面情緒，不要把情緒歸罪到別人頭上，要自我觀察導致負面情緒的真正原因是什麼，透過這樣的練習，我們才能成為自己情緒和生命的主人。

5 責罵會帶來焦慮的負能量

在這樣教養中長大的小孩，學到處理事情的方式，經常是用各種藉口推諉，或是隱瞞事實，以避免被責罰。

高鐵車站等候區，一位年輕媽媽帶著兩個孩子，正在埋頭翻找高鐵車票，旁邊站著一位五十多歲的婦女，應該是兩個孩子的阿嬤，緊張得不斷對著年輕媽媽叨唸：「妳東西就是老愛亂塞，需要的時候才會找半天找不到。出門前不是才檢查過的嗎？應該有啊？趕快找啊！車子來了！快來不及了！真是的！」

年輕媽媽因為遍尋不著車票，已經緊張得要命，還要聽自己媽媽在一旁不停的嘮叨，兩個年幼的女兒不懂事，嘻嘻哈哈的在旁邊跑來跑去，年輕媽媽一面喊著女兒，要她們不要到處搗蛋惹麻煩，一邊還要忍受阿嬤因為緊張焦慮而無法控制的謾罵和嘮叨。

阿嬤一下子問她為什麼不把東西放好，一下子教訓她要把重要的東西放在同一個地方才不會找不到，一下子要她趕快所有的袋子都找一找，不停的問她到底把車票放到哪裡去了。年輕媽媽自己也很懊惱，不停的說：「我剛剛明明放在這

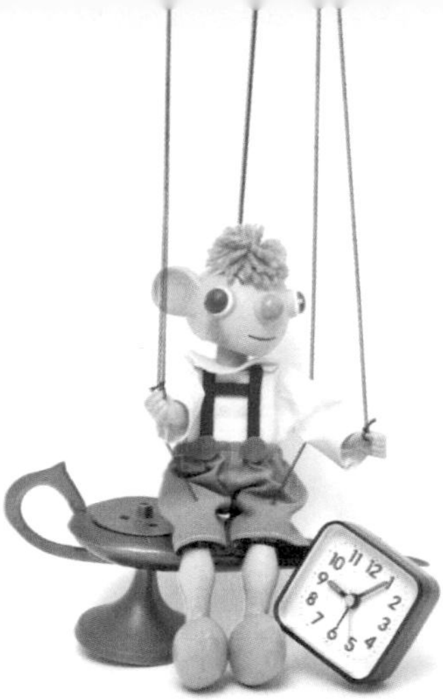

裡，現在怎麼不見了呢？」

這是我常在公眾場所看到人們處理問題的情境。遇到問題了，就開始緊張焦慮，習慣先責怪他人，不斷的叨唸，甚至大發脾氣的責罵，只是出一張嘴讓當事人壓力更大，承受更多負能量。這種處理事情的方式，會讓小孩子從小做錯事就覺得很害怕，所以一遇到問題，就想辦法逃避及否認，如果被嚇得太厲害，很可能整個人僵住，或是行動遲緩癡呆。

在這樣教養中長大的小孩，學到處理事情的方式及思考模式，經常是用各種藉口推諉，或是隱瞞事實，以避免被責罰，等到孩子懂得反抗時，就會反駁叫罵，甚至懷恨在心。這些孩子長大成人之後，遇到挫折或困難，只會不斷批評謾罵，總是抱怨和責怪他人，不懂得思考自己該如何處理問題。

所以失業了就罵老闆、罵公司，從來不會檢討失業是否是因為自己的能力不足、人緣不好，或是上班時上網聊天玩遊戲，做事怠惰不知上進等。聽到健保費要漲價，就光會罵健保局，卻不檢討自己或家人是否有濫用醫療資源，沒事喜歡逛醫院找醫生拿藥。開車撞到人，還罵被撞的人不長眼睛，不會反思自己開車是否不小心，不懂得禮讓行人。天天罵政府做事沒效率，卻不去思考當初是誰投票選出的政府。

就像年輕媽媽找車票，既然車票不見了，責怪打罵都無法解決問題，重點是怎麼做才有幫助。女兒已經因為找不到車票而焦急不已，再怎麼責罵批評都無濟於事，阿嬤應該先幫忙找車票，或者趕快去補票，也可以幫忙看管孫女，讓女兒能靜心思考東西到底放在哪裡。

如果我們的父母也像這個阿嬤一樣，其實也不能責怪，因為這是他們所知道的處理方式，他們也很努力的要做最好的父母。我們比父母幸運，有機會學習到運用不同的方式來解決問題。

遇到問題時，我們應該先思考如何解決問題，把問題處理好後，再來檢討下一次可以怎麼做才能避免重蹈覆轍。如果能這樣教導子女，日後子女遇到困難，自然會冷靜下來思考如何處理問題，而不是慌亂、緊張、恐懼，毫無章法的只是責怪別人。

6

祝福你的傷痛

面對疼痛或受傷，我們可以輕輕地撫摸，讓受傷的部位知道我們很愛它，也祝福它能快速復元。愛和祝福會拓展我們的能量場，讓療癒力增加。

有位病人從小學六年級開始，脖子、手、腳都有嚴重的濕疹問題，他看遍中西醫，吃的、擦的藥全都試過，但是一直無法痊癒。

病人當時出了一場大車禍，導致整個腳骨折變形，整整兩年都要穿腳架，皮膚也是從那時候開始出問題的。

病人說他以前很喜歡打籃球，但是開刀後沒辦法像以前那樣，就不再打籃球了，這讓他覺得有點傷心。我問病人，打籃球是為了興趣，還是想成為職業籃球手呢？如果只是興趣，輸贏就不是重點，而是去享受打球的過程，更何況即使球打得再好的人，也未必場場都贏，人生多數的學習，其實是從輸和失敗中得來的，所以重要的是過程，而不是結果，即使開刀後無法打的像過去一樣好，還是可以享受打球的樂趣啊！

除了因為車禍開刀，無法像以前那樣打球，讓病人覺得傷心之外，我問病人還有別的事情讓他覺得很傷心嗎？病人說媽媽的情緒對他影響很大，每次媽媽幫他換藥的時候都會哭得很傷心，看到媽媽哭他也會很想哭，說著說著病人的眼睛馬上紅了。

我幫病人調整情緒能量場，請他告訴自己：「雖然看到媽媽為我難過，讓我感到很痛苦，但我願意愛我自己和接納我自己。我知道媽媽是因為看到我受苦，所以她感到很傷心，但受苦的過程帶給我很多的成長學習，學到如何接受人生的逆境，如何面對輸贏。生命中每個人遲早都要經歷生老病死的學習，我很感謝有機會學習，坦然面對逆境，生病的過程也是生命賜予的禮物。我願意把母親的功課還給她，包括把媽媽的傷心或內疚還給媽媽，這是屬於母親的學習，我不需要剝奪她的學習。當我能夠愛自己和接受自己時，會比較容易讓媽媽感到欣慰和釋懷，相對的，她的傷心與內疚也會減少。」

在病人跟自己說完這些話之後，心裡的壓力就小了很多，但還是有一些不捨媽媽為了他傷心。我告訴他，要將屬於媽媽的傷心還給媽媽，人生沒有過不去的事，在心裡請媽媽祝福病人經歷的人生體驗與學習，也要感恩雙手雙腳都還健全，請媽媽送祝福給病人，病人也送祝福給媽媽。調整完能量場後，病人原本難受的感受幾乎完全消失。後續當我追蹤病人的病情時，發現溼疹已經完全好了。

很多父母看到兒女受傷或生病會感到內疚，覺得是自己沒把孩子照顧好。看到孩子痛苦就拚命掉眼淚，讓孩子也跟著覺得內疚、傷心，為了自己受傷讓父母那麼難過，真是不應該。

父母對病痛的處理態度，會影響孩子將來對病痛的反應，父母為了孩子內疚難過的結果，就像是在告訴孩子，生病或受傷應該感到哀傷難過或焦慮。我們會看到有些小孩跌倒了就拚命哭，尤其是有大人在旁邊時哭得更大聲；但有些小孩跌到了，會自己拍拍屁股站起來繼續玩，根本不當一回事。

生病或受傷的確會讓身體不舒服或疼痛，但是心的抗拒和反應，很多是後天學習來的。如果能夠陪伴教導孩子正向的面對疼痛和傷害，以後孩子遇到生命的逆境時，會比較知道如何應對。

面對疼痛或受傷，我們可以學習如何愛及撫慰自己，看著受傷或疼痛的地方，我們可以輕輕地撫摸，讓受傷的部位知道我們很愛它，也祝福它能快速復元。愛和祝福會拓展我們的能量場，讓療癒力增加；而哀傷難過會讓我們的能量場萎縮，就像是在自我傷害，而且這樣的反應也會給周遭的人帶來痛苦與傷害。

其實疼痛也是感受的一種，只要我們不去特意地抓住或抗拒疼痛，疼痛會自然地來去。人生難免遭遇逆境，逆境時我們應該把握難得的機會，從中成長與學習，做為成功的基石，無論順境或逆境，我們都應該懂得如何愛和祝福自己。

7 情緒不好，腸胃也不會好

胃的氣如果塞住，背後幾乎都與情緒、心念有關，要治好根本得找出原因，特別是讓自己覺得很難接受，很害怕的事。

四十歲出頭的黃小姐帶著憂慮神情來到診間，她去年八月因為腸胃不適到腸胃科看診，做完胃鏡後更不舒服，醫師告知黃小姐有些胃表性發炎和胃酸逆流，開了西藥給黃小姐，但她因為不想吃西藥，所以改去看中醫，沒想到後來痛到無法吞嚥，體重直直落，在照胃鏡之後，體重從六十公斤一下子掉到只剩下四十五公斤。

後來沒辦法黃小姐只好吃西藥，雖然症狀略有改善，但是只要一停止服用西藥，腸胃不適就變本加厲，每次胃有灼熱痛感很難受的時候，就只好跑去掛急診，一直服用西藥至今。

我問黃小姐，在胃不舒服之前，有發生什麼事讓她感到非常緊張，難以接受嗎？因為胃的氣如果塞住，背後幾乎都與情緒、心念有關，要治根本得找出原因，特別是讓自己覺得很難接受，很害怕的事。

黃小姐表示因為自己腸胃不好，所以情緒一直很不好，深怕無法痊癒，萬一是胃癌，嚴重的話會致命，光想到就覺得很害怕。

我問她，生命中是否有什麼重要的人離開了，讓她感到很不安。這時黃小姐眼淚掉了下來，她憶及母親走的那天，自己來不及趕到醫院，接到病危通知時，她人在苗栗，媽媽因為癌症住在台北的醫院，本來想說等小孩下課再趕去，沒想到去到醫院時，媽媽已經過世，來不及見到母親最後一面，讓她耿耿於懷，一直內疚到現在。

我一邊幫黃小姐調整情緒能量，一邊告訴她，有些人會選擇離開人世的時間，未必都想要有家人在身邊，有些人希望自己單獨面對死亡的課題，世間事都有因緣，雖然母親斷氣的那個剎那自己沒能陪在身旁，但其實人的相處是在世時的時光，而不是在走的那一刻。更何況，人與人之間的連結不會受到時空的限制，只要靜下心來，依然可以感受到母親的存在，應該祝福母親展開她的下一段旅程。

我帶著黃小姐一起說：「雖然母親往生時我不在身邊，心裡很內疚，但是我願意珍愛自己和接受自己，如同母親愛我一樣。這世承受母親的恩澤，我願意好好的活著，用寶貴的身體做好事，來感恩和回報母親。」

我輕敲黃小姐的眉心，把祥和、喜悅、祝福的感受帶到全身，再放送到周遭的親人、友人、陌生人，願所有人都能在祥和、喜悅中體驗生命的成長。我請她深呼吸三次，觀想全身細胞，每個記憶因子都很漂亮、平安、幸福、光明，身體充滿愛和感恩的能量，有金黃色的光芒洗滌全身每個細胞，讓細胞都能圓滿的療癒，每一個細胞都閃閃發光，以清除舊細胞的記憶。

調整完能量場之後，病人感覺好多了，但因為要幫助停掉抑制胃酸的藥，所以我請黃小姐至少一個月完全停止吃魚、肉、蛋、奶，因為動物性的蛋白質容易引起胃酸分泌。另外，每天要做能量ＤＶＤ裡的掃帶脈和貳、陸脈輪連結。一個月後再複診，黃小姐的胃藥全停了，症狀改善非常多，灼熱感很少再犯，體重也慢慢恢復了。

現代人有很多跟胃相關的毛病，脹氣、打嗝、胃酸逆流、胃痛、食慾不振等等，除了愛吃冰冷食物容易傷胃之外，狼吞虎嚥，暴飲暴食，大魚大肉，加上吃飯不專注，老是一邊吃飯，一邊看電視、看電腦，這些習慣都容易傷胃。更重要的是情緒壓力的問題。雖然吃抑制胃酸的藥或胃乳、胃片會讓症狀暫時緩解，但是無法根治，只有從問題的根本去著手和處理，才能夠真正的療癒。

8 尋回你的生命之源

父母是我們生命能量的源頭，
當我們批判、厭惡和輕視父母時，
我們也會批判、厭惡和輕視自己。

一位臉書上的網友來信，想跟更多人分享生命轉化的喜悅，文章有點長，但是點出很多常見的問題癥結，值得一讀，特別收錄如下。

敬愛的許醫師您好，昨晚我媽再次跟我說有女兒真好！我很想和您分享看診十個月後的想法……

去年，我的體重連續幾個月莫名的下降，剛開始我想辦法改變飲食，儘量購買有機蔬菜，改用鼎上坩堝自己煮，想把一切盡量調整到最好，但心裡給自己很大的壓力，因為我不想和好友一樣生病。沒想到我的體重卻在半年內從五十三公斤掉到

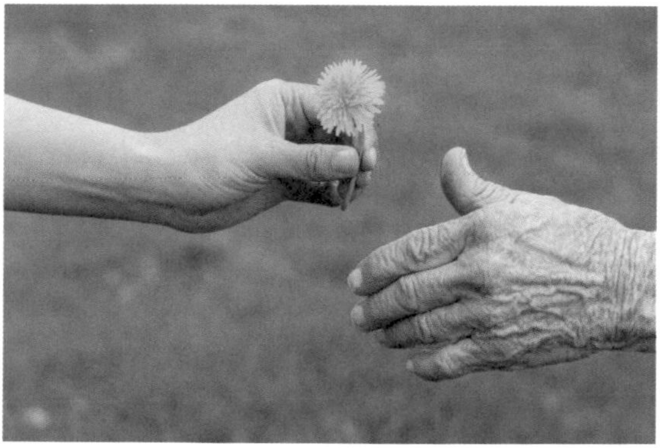

四十四公斤，讓身高一百六十四公分的我看起來更加孱弱。

我知道自己有狀況，於是上網掛號，去找許醫師看診。看診後也參加了能量運動和宇宙動力排列的工作坊，我才明白所有不開心，沒有動力的種種，都是我自己的問題，我必須先解開自己的結，才有辦法重新與人聯結。

我媽說我從小就很孤僻，不想理人。以前的我，總覺得別人對不起我，為什麼老是對我不友善，每天都活在生氣、抱怨、愛計較的氣氛中，心胸很狹窄，讓自己過得很累。

小時候家裡經濟狀況還好，高中時負債開始嚴重，父母常常吵架，我要考大學的時候，媽媽說如果考不上公立大學就別念了，我們家負擔不起私立學校，那段期間我很不快樂，晚上睡覺時常想著為什麼我不能繼續念書？

家裡的經濟狀況沒有改善，每隔幾天就有人來家裡要錢，爸爸總是不願意出面，每次有人按門鈴時，爸爸就要我應門，然後拿個幾千塊錢給對方。其實那時我很恐懼，擔心電視上演的被人要債，如果不聽話就會被毒打之類的情節，會發生在我身上。

上了大學，我開始打工，因為爸媽沒有給我生活費，我所有的書籍、飯錢都要自己賺，有時還得跟打工的老闆預支薪水，好在媽媽要支付龐大利息時可以幫一點忙。

可是當時的我其實是很不甘願這麼做，總覺得為什麼是我，為什麼當同學出國遊學，向父母拿錢四處遊玩時，我卻從小就沒有零用錢，長大還要拿錢回家，這個世界為什麼這麼不公平。

每次父母進到我房間開口借錢時，我總是擺起臉色，對於他們給我經濟這麼不好的生活感到生氣！我一直用不好的話語回應他們的關心，有時甚至在心中咒念父母，一個人躲在棉被痛哭。

現在想想，覺得以前這些反應好傻，父母生我，讓我從小平安長大，這些錢也只是稍稍表達感謝他們的心意罷了，我該給他們更多更多才是！而且因為窮困的生活經驗，才讓我懂得節儉，儘管沒有賺大錢，但至少不會亂花錢，現在覺得很感恩。

另外，媽媽常來對我抱怨爸爸沒有責任感，爸爸則跟我抱怨媽媽不誠實、喜歡貪小便宜，讓我覺得很痛苦，兩邊都來跟我抱怨對方，我不知道到底要怎麼做，當時覺得我好像應該選邊站，現在才知道我只要做好女兒的角色，尊重、感恩和愛父母就夠了。

儘管我在表面上維持與父母不錯的關係，但也沒有真正對他們產生愛與敬重，這是我在第一次參加宇宙動力排列工作坊時發現的。

那次排列體驗，我看到母親一直望著我，把我逼到場地的最角落，但是我的身體和眼神都躲著她，整個人呈現沒力的狀態，而父親更是一直倒退到場地的最前面，在滿滿的人群中我找不到父親，那個當下我就哭了！我知道這真實的反應出我們家的狀況。

剛好那個當下許醫師經過，我請她告訴我該怎麼做。於是我跪下向母親懺悔，告訴她我會回到自己的位置，不會再因為經濟問題幫著媽媽攻擊爸爸，也請媽媽允許我愛我的爸爸。媽媽聽完之後不再逼著我，我終於有點縫隙可以自由走動。

這一幕讓我重新思考自己對父母的態度，就算表面上看起來不錯，但內心如果沒有真正改過，終究無法真正解決問題。父親節前我買了幾本健康養生書和許醫師的能量ＤＶＤ給爸爸，由於當時要去參加禪修營，所以提前拿給爸爸。

一向非常投入上山打坐的父親，因為知道我終於願意開始打坐，所以才願意和我說話。還記得那時父親告訴我：「因為知道妳有在打坐，我才願意跟妳講話。」可見我以前對父親的不敬與不孝，他一直放在心上，我請父親原諒我做錯的事，但是父親說他不會告訴我做錯了什麼，否則會斷了我的悟門，這讓我哭了好久。

我真的很懺悔自己曾經對父親所有的不敬與不孝，本來想再次透過宇宙動力排列來了解狀況，但因緣不足沒有機會執行，但在看過其他個案後，有了一些領悟，於是我每天五體投地向父親、母親、父系、母系的祖先表達愛與敬重，請他們原諒我曾經的不敬與不孝。

在我每天五體投地向父母表達愛與敬重的一個月後，我突然覺得自己應該做得更多，所以放下尷尬，開始打電話回家和媽媽聊天，每次母女倆都會聊到好晚，甚至耽誤了睡眠時間，但我感覺得出來媽媽真的很開心。

應該是每天做五分鐘能量提升運動，還有心念調整的關係吧，我一直告訴自己要愛自己，不要抱著完美主義攻擊自己，當我放鬆心情面對一切，兩三個月後體重慢慢回來了，已經不再是可怕的四十四公斤。

跟父母的關係修復了之後，除了體重

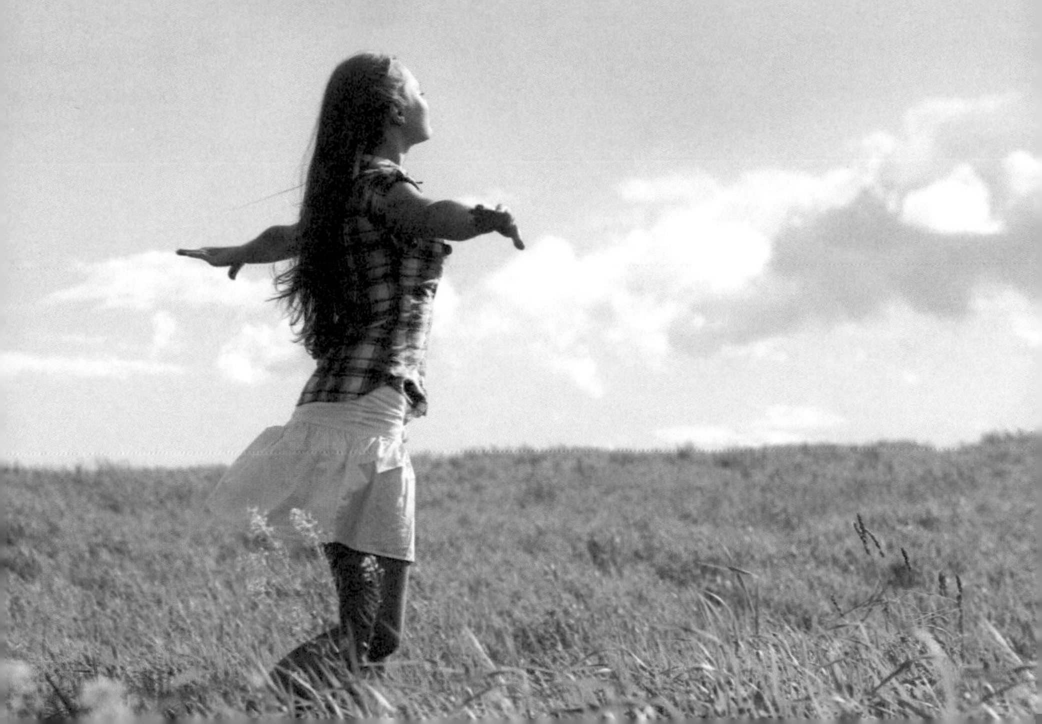

開始回升，我竟然在單身好幾年後，再次談了戀愛，儘管他沒有多麼亮眼的外表，卻符合我曾經默默想過的條件：和我一樣吃素做志工，甚至連他的父母也都是志工！我從沒想過我會遇到這樣的人，而且還很喜歡我。

我媽說應該是祖先保佑，因為她每天拜拜都請祖先保佑我能認識茹素的男生，能做志工更好！不然媽媽一直擔心我以後一個人孤老怎麼辦，自從認識這個男生後，她就放心多了。

因為我開始和她分享生活中的喜怒哀樂，媽媽說：「以前聽人家說生女兒很好，我都沒什麼感覺，現在真的覺得有女兒很好！」我聽了好感恩。當我用感恩與祝福的念頭面對生活中的種種事情，再也不會覺得別人對不起我，也不會以為別人都對我充滿敵意，我知道所有的一切都是自己造成的。

以上就是我落落長的心得分享，希望能讓大家調整自己，每個人都能和父母、朋友、天地萬物和平共處，無限感恩與祝福。

父母是我們生命能量的源頭，當我們批判、厭惡和輕視父母時，我們也會批判、厭惡和輕視自己。當我們無法接受、無法敬重和無法愛父母時，我們也無法接受、無法敬重和無法愛自己。當我們開始真正的感恩、尊重和愛父母時，我們也會開始真正的感恩、尊重和愛我們自己。

9

改善子宮問題，先改善親密關係

大多數有子宮與卵巢問題的病人，幾乎都有著親密關係上的問題，例如與母親、伴侶的關係不和諧，或是對自己感到不滿，容易自我批判。

台灣有不少婦女飽受經痛之苦，我的診間也治療過不少有婦女問題的病人，包括巧克力囊腫、子宮肌瘤、子宮內膜異位等問題。

有個病人每每月事來時，肚子都會痛得不得了，去婦科檢查，發現右邊卵巢長了巧克力囊腫，醫生建議開刀割除，病人因為肚子很痛，所以只好接受開刀治療。開刀完後的確好了一些，但是沒多久卻又再度復發。沒想到後來不管是否在經期中，肚子都會痛。第一次開刀是處理右邊的卵巢，開完後因為腸子沾黏，所以偶爾右邊會痛，現在連左邊也開始痛，持續的疼痛腹脹讓她真的很難受。

我問病人，她的父親還在世嗎？病人說幾年前往生了，她的父親往生前一年左右開始生病，但因為診斷出了問題，醫師好像給錯了藥，最後父親是因為肝衰竭過世的。我又問病人，想到父親時，有什麼讓她覺得不舒服的畫面出現嗎？病人說，父親最後要走的那一幕，讓她覺得很難過。

父親臨終前表示想要把大體捐給慈濟，但是阿嬤不答應。雖然這是父親最後的心願，但父親都沒親自開口去說服阿嬤，所以父親過世時病人也就沒有堅持，但是事後病人卻對這件事深感內疚，覺得自己違背了父親最後的遺願。

我告訴病人，這樣的結果是父親的因緣，身體髮膚受之父母，這是父親對阿嬤所盡的最後孝道，他尊重阿嬤的意願，不想讓她傷心，所以自己也沒有開口說服阿嬤。其實她做的很好，讓父親能夠盡孝，如果忤逆阿嬤的意願，堅持讓父親捐出大體，會讓阿嬤更傷痛，也讓父親扛上忤逆阿嬤的內疚。

我幫病人調整她的情緒能量場，帶著病人一起跟過世的父親說：「謝謝爸爸，帶我來到這個世界，養我長大。雖然不能幫您捐贈大體讓我感到很遺憾，但我知道那是您對阿嬤所盡的最後孝道，讓阿嬤能夠較順心和安心。人走了以後，他所留下的肉體如何處置其實並不重要。我深深地祝福您去到下一個生命旅程，謝謝爸爸，真的很感謝您，我會好好珍愛自己，我是您生命的延續，我會好好的活著來報答您。」處理完父親的問題後，病人覺得好多了。

病人最初右邊發病的原因可能與父親有關，因為天地間的陰陽之道中，通常右邊代表的是陽的能量，所以如果是右邊出現問題，一般會先從與陽性相關的角度切入思考，病人後來出現在左邊的疼痛，則可能與母親有關，因此我接著問病人與母親的相處如何。

病人說，媽媽很容易焦慮，所以讓她也被影響的很焦慮。就像看診當天病人九點要出門，媽媽七點就在病人的房間門口徘徊，八點不到就一直催促病人起床，搞得病人也跟著非常緊張。

我跟病人說，其實是自己讓自己焦慮，並不是媽媽讓她很焦慮，畢竟個人的情緒和身體是自己控制的，是自己選擇哭、選擇笑，或選擇生氣，那並不是媽媽能替我們決定的，每個人都要為自己的情緒負責。當別人在焦慮，我們也跟著感到焦慮時，表示彼此的能量場產生焦慮的共振頻率，自己有焦慮情緒需要處理。這時應該先穩住情緒，可以做五分鐘快速能量調整，或是慢慢的深呼吸幾次，平靜下來後，我們才能和他人有更好的溝通和互動。（有關五分鐘能量調整運動請看第七章，這些運動對於快速提升能量，調整能量場很有幫助。）

我告訴病人，試著帶著感恩的心告訴母親：「很謝謝媽媽叫我起床，但是我已經長大，要學習做自己生命的主人，承擔自己行為的後果。請媽媽不用叫我起床，我會準時，如果我遲到，我也會自己處理，為自己負起完全的責任。謝謝媽媽的關心，也感謝媽媽願意放手讓我做決定。」很多時候，跟母親起爭執是因為我們帶著憤怒與不尊敬的態度面對母親，這種不成熟的行為及說話方式，不僅會讓母親生氣傷心，也無法取得母親的信任與尊重。

病人提到媽媽身體不好，卻喜歡亂吃東西，也不肯去運動或散步，讓她覺得很生氣。我告訴病人，每個人都有權利選擇想過的生活，就像她也不喜歡被媽媽干涉，所以應該要尊重媽媽自行處理生命的課題。如果硬要改變母親，只是讓母親不開心，身體更不好。不干預，不企圖改變，尊重她的決定。當孩子開始懂得尊重媽媽，媽媽也會尊重孩子；當孩子企圖改變媽媽，媽媽也會想改變孩子。

調整後，病人對媽媽的情緒好了很多，當下病人在肚子東摸西摸，卻找不到原本的脹痛地方。我請病人回去再觀察一段時間，也要做調整荷爾蒙的能量運動。更重要的是跟母親好好的相處和溝通，懂得感恩和尊重母親。

病人一週後回覆我，看診後腹部都沒有再痛了，只有在中醫針灸的時候有點刺痛感，其他時間都很正常。當天看完診，回家的路上跟媽媽聊了一下，原來媽媽自己也知道自己的情況，但是她有自己的想法跟做法，談過之後，病人覺得和母親之間比較不會去逼對方配合自己的想法，關係真的好了很多。

肚子莫名的痛，而且檢查不出原因，在我的臨床經驗裡幾乎都是因為卡住的情緒所引起，尤其是跟父母親之間的問題。透過臨床經驗得知，大多數有子宮與卵巢問題的病人，幾乎都有著親密關係上的問題，例如與母親、伴侶的關係不和諧，或是對自己感到不滿，容易自我批判。

我曾經寫過一篇文章，文中的病人苦於嚴重的經痛多年，每次月經來時都痛不欲生，雖然接受手術治療，也服用各種藥物，但均無法根治，效果極為有限，直到病人正視與母親之間從小到大彼此錯位的關係，願意從心念行為做出調整，同時能夠坦然的面對自己身體的不適與疼痛，發自內心的珍愛自己，糾纏多年的經痛不但有了明顯的改善，也找到屬於她的幸福。

現代人壓力大，加上環境變遷等問題，很多人有荷爾蒙失調的困擾，由於荷爾蒙影響很多經絡，一旦荷爾蒙失調，五臟六腑也會跟著受到影響。經期不順、經痛、子宮肌瘤、停經症候群等問題，都和荷爾蒙失調有關。

一個很簡單的整體荷爾蒙調整動作，只要每天三分鐘，就能有很好的效果。做這個動作時，如果本身的荷爾蒙不協調，可能會有頭暈等不適感，所以最好是坐著或躺著做，多練習幾次，症狀就會減輕了。

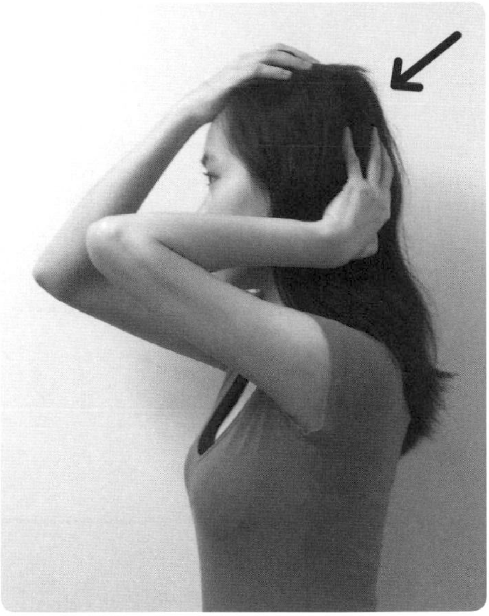

將一手的掌根按在前額髮際處，另一手手掌扣住後腦勺上方（如箭頭所示），兩手手指皆朝向頭頂，輕放三分鐘，這樣就可以幫助全身的荷爾蒙協調順暢，不分男女都有效。

10 如何面對生病的家人

面對家中長輩不健康的生活習慣，我們要做到關懷、關心、傾聽和更深入的了解。不是用管教或約束的方式來控制他們。

我們的身體、基因與此生所有的源頭，全都來自父母，所以與父母的關係對我們的人生影響極大，我總是再三提醒，每個人都應該儘量與父母維持良好的關係，不然人生會在很多地方卡住。

有不少病人問我，如果跟父母的關係不好該怎麼做，要如何修復，是不是得完全順著父母的意思，在關心與包容之外，要怎麼做才能讓老人家開心。

有位病人的媽媽患有糖尿病，但卻無法控制口腹之欲，一直放縱自己，導致後來病情加重，搞到洗腎又截肢，家人對媽媽的任性都覺得很生氣，雖然病人心裡也覺得自己不應該生媽媽的氣，但真的很難做到。

病人告訴我，現在照顧生病的母親時，心裡會不斷想起小時候媽媽沒有照顧他的記憶，一方面有怨恨，一方面也知道不該那樣，只是要做到真的很難。我告訴病人，病人對於媽媽讓自己變成這樣感到生氣，生氣的背後其實不是愛，而是恐懼、失望和內疚。

恐懼是因為害怕失去母親，或是害怕自己得負起照顧母親的責任，自己可能因此失去自由、金錢或時間；失望是因為我們期待母親應該要健康，但實際上並非如此；內疚則是心裡覺得母親生病是因為自己沒有把她照顧好，所以才讓媽媽生病，看著媽媽難受，自己也不應該快樂。

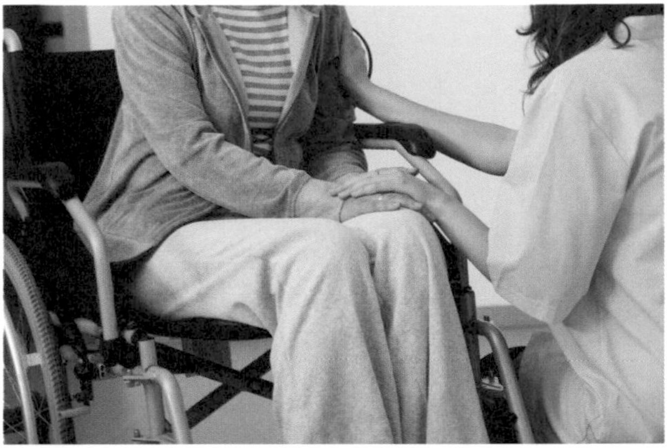

其實每個人都要學習面對和看到自己生氣背後的恐懼、期待和內疚，為自己所有的情緒負起完全的責任，不該把自己的情緒歸咎給其他人。母親有糖尿病卻選擇放縱自己，所以她得承受自己的行為導致洗腎和截肢的結果，這是屬於母親的學習與體驗。母親的行為是母親的問題，但是家人的情緒是家人自己的問題，是自己應該負起的責任。

家人可以選擇以生氣和管教的態度來面對母親的行為，但也可以選擇關愛、祝福和尊重，所以家人的情緒與反應是家人的選擇，也是家人自己應該負起的責任。

面對家中長輩不健康的生活習慣，我們要做到關懷、關心、傾聽和更深入的了解。可以跟他們分享現代的醫學養生知識，但不是用管教或約束的方式來控制他們，面對長輩，我們要學習尊重他們的生命選擇。

話說回來，如果想改變一個人的行為，得先了解產生這個行為背後的原因。我問病人可曾想過母親這樣的放縱自己，背後是否有什麼原因呢？母親是否有活下去的動力？如果一個人沒有活下去或愛自己的動力，那怎麼會想照顧好自己的身體呢？

有些女性在失去先生或是孩子夭折、墮胎、流產後，會失去內在的生命動力。表面上看起來好像活的好好的，但內在缺乏活下去的動力，所以她無法真正看到及照顧到其他的孩子，也無法照顧自己的心和身體。

「我內心不能接受媽媽，是因為我認為她從小沒有照顧我。」這樣的問題是來自「我的媽媽沒有符合我內心的期待」，認為媽媽應該要如何如何，但媽媽都沒有符合我期待的樣子，所以我無法接受。如果能夠明白我的期待是自己的問題，而不是媽媽的問題，如果自己沒有期待，單純接受母親本有的樣子，那麼問題就不存在了。

接受並不等於認同，只是與現實和解，不肯接納當下發生的事件，其實只是抗拒現實。當我們全然的接納所發生的一切時，內在便會升起一股力量，幫助我們去面對及解決問題，其實「接納」代表與現實和解，因此能安住在當下，反之，如果只是死心認命，我們可能選擇逃避，因為我們告訴自己事情是無法解決的，所以只好消極放棄。

每個人的福德因緣不一樣，所以每個人的母親也不一樣，甚至同一個家庭長大的孩子，也可能受到不同的待遇，產生不同的親子關係。有些人由父母養大、有些人由祖父母養大、有些人由寄養或收養家庭帶大，但不變的是，如果沒有他人的協助，我們無法來到這個世界，更無法只靠自己的力量長大。嬰孩時期完全無助的我們，一定得有人為我們把屎把尿，餵我們吃奶吃飯，讓我們有棲息之地等等，我們才得以生存下來。

媽媽辛苦懷孕十個月，可知道大著肚子有多難睡覺，多難走路或上下車，背痛、胃酸逆流、痔瘡、半夜抽筋、腳水腫無法穿鞋、身體快速變形走樣、妊娠紋、行動不便，從彎腰洗頭到剪腳指甲都變的困難重重，還要忍受因荷爾蒙變化而造成的情緒起伏，更別說生產過程還要冒著生命危險，受盡痛苦才能生下我們，即使沒有機緣帶大我們，這個生命的禮物已經讓我們難以回報了。

當我們帶著感恩的心看待母親和這個世界，我們生命的不甘與痛苦就消失了；不甘與痛苦一旦消失，喜悅與祥和就在眼前。

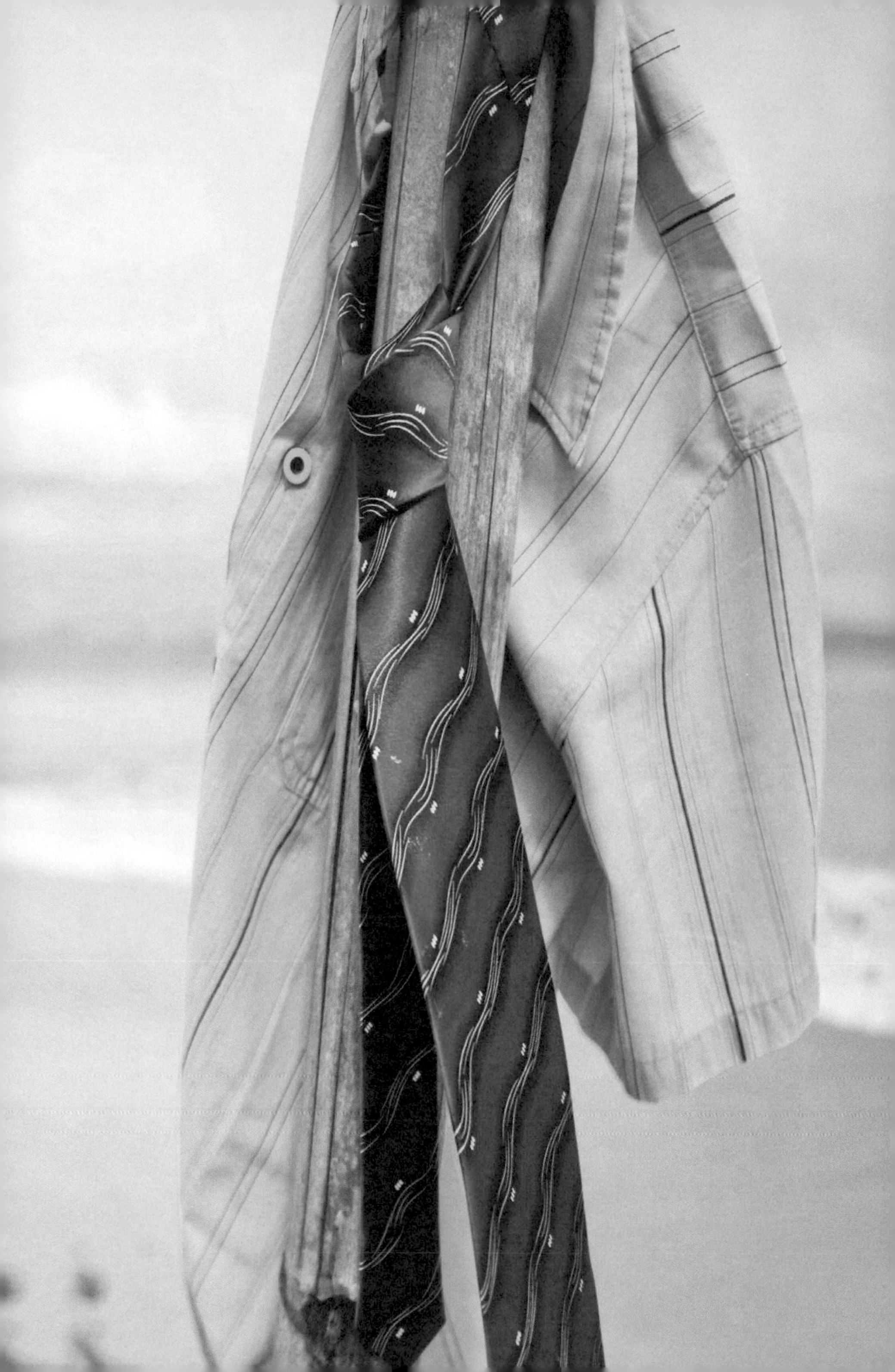

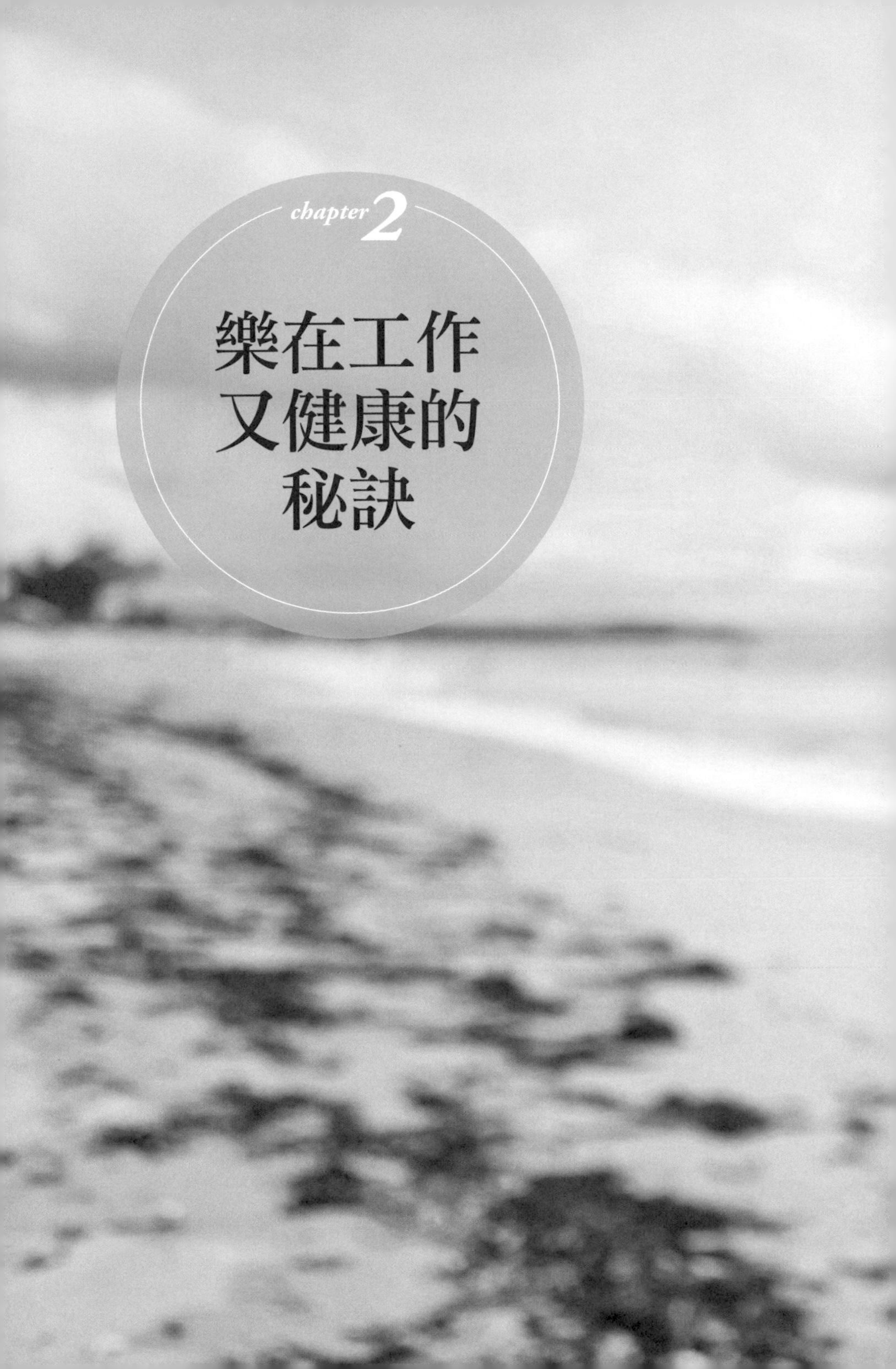

chapter 2

樂在工作又健康的秘訣

1 生命的禮物藏在困境之中

每一個我們遇到的人或事的困難挑戰，
都是來提供我們覺醒所需要的教導和功課，
逆境的背後往往帶著隱藏的愛和祝福的禮物。

李先生在公家機關上班，待在同一個部門好幾年了，工作上算是得心應手，做得很習慣。但是最近接到通知，因為需求愈來愈少，所以李先生待的部門要大幅縮編，將來搞不好要整個被裁撤，因此李先生被調到其他部門，對此，他感到既生氣又焦慮。

很多人害怕生命的改變，希望學校、工作、生活環境、生命現象等周遭人事物，都能夠維持現狀。但是當日子一成不變時，又感到無聊沒動力，想要找刺激，所以會去打電玩、旅遊、看電視，卻對生活中必然會出現的變化惶恐不安。

我們會從自己已經做的很好、很熟悉的事物中得到安全感和自信的假象，但是這些並不會為我們帶來靈性生命的成長和開啟。最能夠開啟我們靈性生命的，往往是我們做不好，或不熟悉的人事物，經由摸索試煉，在生命的掙扎和受傷之處得到成長與力量。

面臨困境時，試著坐下來，專注的呼吸，讓自己平靜。平常有打坐靜心習慣的人，會比較容易平靜下來，如果沒有就要多點耐心，讓心慢慢安靜。平靜之後，可以開始思考目前所遭遇的困境，注意這個困境升起時自己的身心靈有何變化，仔細的觀察和感覺，看看身體有哪個部位變的緊縮或不舒服，想想自己在抗拒或害怕什麼。

試著跟自己對話，問自己：「到目前為止，我是如何對待和看待這個困境呢？我的反應是什麼？我選擇了什麼樣的對應方式？我是否因為自己的反應和對應方式而受苦？這個困境是要我學習接受什麼或放下什麼呢？它要教導我什麼重要的人生功課呢？」

以李先生為例，公司要他調換部門，他很抗拒這個改變，覺得既生氣又害怕。所以到處跟同事抱怨，回家也帶著怨氣和不耐的情緒。此外，李先生的關節疼痛不堪，血壓也飆高起來，充滿怨懟的情緒無法安心工作，每天都不開心，太太和孩子也受不了李先生把工作中的不滿帶回家，也因此常常爭吵。

我請李先生靜下心來看自己面臨的困境，並試著看清楚自己不舒服的原因是什麼。李先生發現原有的工作雖然駕輕就熟，但帶來的成長其實極為有限，自己之所以抗拒和害怕改變的原因，其實是怕自己會做的不夠好，可能被別人批評嘲笑，或是被新上司責備。李先生再往內觀，看到自己之所以會有這樣的想法，可能和小時候做錯事被父親責打有關，那時覺得非常害怕憤怒，卻也因此對於新進的同事感到輕視，心裡總會批評他們怎麼那麼笨。

李先生現在可以體會那些新進同事的心情了，他告訴自己：「我可以學習接受改變，我為過去對他人的成見批判，感到懺悔和道歉。新的工作可以讓我認識不同的人，讓我學習新的知識和技能，幫助我的能力往上提升，讓我體會當新人的感受，我可以更慈悲、更正面的看待自己和新同事。」當李先生釋放掉這些恐懼與憤怒時，身體當下便感到萬分輕鬆，關節痛疼的問題也消失了。

如此深思靜慮的察覺自己的困難，瞭解和開放就會慢慢來到。傾聽來自身體及心靈深處的答案，不要心急也不要試圖掩飾或貶低自己的感受和回應。清晰的覺察，對所有升起的答案抱著感恩、接納和尊重。不管什麼樣的問題或困難，都可以如此探究發掘。

每一個我們遇到的人或事的困難挑戰，都是來提供我們覺醒所需要的教導和功課，逆境的背後往往帶著隱藏的愛和祝福的禮物，只有自己願意面對和接受，才能發現這份帶著愛和祝福的禮物。

2 錢會跟著愛走

當我們所做所為的出發點是基於利益大眾，宇宙自然會提供足夠的資源來支持我們。

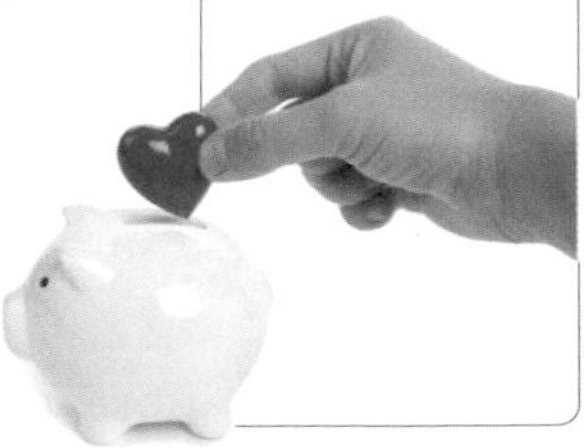

一個人能賺多少錢與他的能力好壞，並沒有絕對關係。就像有些人投資房地產、股票，總是特別幸運，常常能夠賺到一大筆錢，例如去宜蘭鄉下買便宜土地，沒幾年正好遇到當地政府政策開發，房地產大漲，意外的就賺了一大筆錢。

有些人買了原本不被看好的股票，結果該公司剛好開發出大受歡迎的新產品，結果股價應聲大漲，最明顯的例子就是原先股價低迷的蘋果電腦，在賈伯斯（Steve Jobs）重返蘋果電腦後，陸續推出iPod、iPhone、iPad等幾項熱賣商品，讓蘋果股東賺進大把鈔票。

有些人很聰明，努力鑽研各種資訊，但就是少了一份運氣，或者說是福報。投資原本看好的股票或房地產，卻因為不可預期的天災人禍，結果不但沒賺到錢，還可能要賠本。就像蘋果電腦的股票，在連續幾年的大漲後，因為賈伯斯不幸病故，股價也跟著不斷下跌，後進的投資人，就可能賠錢。

有些福報是先天的，就像那些含著金湯匙出生，擁有各種資源的天之驕子；有些福報是後天的，靠著個人不斷的造福累積而成。

可汗學院（Khan Academy）是由可汗先生所發展，原本只是可汗先生為了幫自己的姪女做遠距教學而設計，沒想到因為可汗先生教的非常好，深入淺出，讓人一目瞭然，所以其他親友也跑來拜託可汗先生幫忙教他們的小孩，於是可汗先生乾脆錄成影片，公開放在Youtube網站上，就這樣一路錄到現在，讓更多人因為他的教學而受益。

後來可汗先生乾脆辭去高薪的工作，全心投入社會教育工作，一開始可汗先生並沒有想從中賺錢，只是靠從前的積蓄養活自己和家人，所有的影片都是為了服務大家，利益眾生。但是，當愈來愈多人受惠於可汗先生的付出之後，就開始有人用行動來支持可汗先生所做的事，比爾蓋茨基金就捐了五百萬美元，Google也捐了兩百萬美元，還有更多機構和私人捐款不斷湧進，至今可汗學院已不再是可汗先生自己單打獨鬥，而有了數十位員工加入一起努力。當我們所做所為的出發點是基於利益大眾，宇宙自然會提供足夠的資源來支持我們。

話說回來，人與人之間無需用金錢來衡量。有很多把自己全然奉獻給社會的仁者智者，他們的能力和努力有目共睹，世界也因為他們的存在而更加美好。就像一生照顧窮人的德蕾莎修女、一生為老人服務的許哲居士、退休後用自己所有精力與財力照顧植物人的曹慶居士、年輕的慈善公益家沈芯菱等等，他們都不是富人，但卻為世人做出很多貢獻，贏得了大家的尊敬。

夫妻或家人之間也不要用誰比較會掙錢來評論對家的貢獻，這樣很容易帶來爭執和抱怨。會賺錢的可以貢獻金錢，不會賺錢的可以貢獻心力，彼此要互相尊重、互助、感恩、愛。

一個家如果只有金錢的流動，雖然物質無缺，但家人若不懂得彼此感恩、互助、尊重和愛，只會計較、比較和爭吵，那就不能成為幸福美滿的家庭；相對的，如果家人懂得彼此感恩、互助、尊重和愛，即使收入很少，也會感到幸福。

比起從前，現代人生活已經富裕方便多了，幾乎家家戶戶都有洗衣機、電視、電冰箱、冷氣、手機、電腦、摩托車，或是自用轎車等設備，相較起來，真正貧窮者其實並不多，但是覺得自己很窮的人卻非常多，因為一個人生活真正需要的並不多，但是想要的卻非常的多。

如果一個家庭能夠和樂友愛，錢會跟著進來，錢是跟著愛走的，在和樂的家庭裡，負責賺錢養家的人，一早就能帶著祥和愉快的心情去工作，工作自然較順利，孩子們在祥和的環境中長大，比較能夠專注的學習，人際關係也會比較好，將來找工作自然比別人有優勢。

3 樂活在工作

我們選擇一份工作時，其實應該考慮以下幾個因素：
這是一份有意義的工作嗎？
這是一份能夠帶給我成長與學習新事物的工作嗎？
這是一份可以帶給他人快樂和幸福感的工作嗎？

小禎是一位獨立自主的新女性，名校畢業後就進入一家知名企業工作，一路走來爬到主管的位置，雖然薪水不錯，公司福利也還可以，但她卻愈來愈不喜歡去上班，一想到上班整個人就覺得沒勁。

一般人選擇行業經常考慮的是這份工作所帶來的經濟安全與舒適度：例如薪水高低、社經地位、工作穩定度，以及同儕、公司政策、管理法則、升遷制度等工作條件。但是這些考量只能讓人對這份工作比較不會產生厭惡感或覺得不滿意而已，事實上，工作能帶來的快樂與動力，並不是由這些因素來決定。

所以我們會看到即使是大企業的高薪主管，也未必樂在工作中，平常工作得戰戰兢兢，板著臉孔直到下班才能鬆一口氣，總是期待周末的來臨，如果有連休假期就興奮得不得了。即使是工作穩定又相對較輕鬆的公務員，也有很多人是天天等著下班，對上班感到萬分厭倦。

不過我們也常看到有些人做不支薪的工作，像是志工，即使工作沒有薪水，而且工作環境又髒又亂，更不要期待有多好的社經地位，但是工作人員每天總是精神奕奕的上班，即使工作超時也不覺得疲累或厭倦，每天早上起來都很期待可以去工作，談到工作總是快快樂樂。就像是在環保站或國際難民營等地工作的志工，可能都比很多高薪的從業人員更樂在工作中。

所以工作所帶來的經濟安全、社經地位與舒適度等條件雖然很重要，若是這些條件無法成立，很多人便難以養家活口，得以擁有基本安全舒適的生活，但是這些條件絕不是決定工作能否帶來快樂與動力的關鍵因素。

即使各項有形的物質條件全都成立了，充其量只是令人不致於厭惡的一份工作，但是不是能在工作中獲得滿足、快樂與動力，又是另一回事。

我們選擇一份工作時，除了考慮那些有形的物質條件，其實也應該考慮以下幾個因素：這是一份有意義的工作嗎？這是一份能夠帶給我成長與學習新事物的工作嗎？這是一份有機會與挑戰讓我可以從中得到成就感和認可的工作嗎？這是一份可以帶給他人快樂和幸福感的工作嗎？如果能夠滿足這些因素，即使薪水不豐厚，很多人還是非常可能會樂在其中。

最近諮商了幾位在職場上壓力很大，內在不斷抗拒工作，致使引起身體不適的病人。其中一位原本是中小學老師，近幾年深入佛法禪修內觀收穫良多，漸漸厭倦了過去教書的生活，一心想要從事與身心靈淨化有關的事業，但考量現實生活，不得不繼續拾起教鞭，但內心充滿掙扎與抗拒。

其實這位病人大可繼續教書，然後把身心靈淨化的知識融入課程中，或者設計有趣的課後活動邀請有興趣的學生一起參與。如果課後活動帶的好，就可以慢慢擴大到孩子的家人、親友、社區、鄰居。因緣建立起來之後，就有機會可以轉換跑道，又或者說不定那時他已經可以樂在當下的工作，而無須轉換跑道了。

另一個例子是一位從小對美術有極大興趣與天份的女生，因為父母擔心學藝術將來無法生活，所以大學選填志願時，要求她選讀商學系，大學畢業後更強力建議她報考公務人員，以保障生活。但病人本身對當公務人員毫無興趣，由於缺乏動力，所以考了幾次都落榜，最後因為家裡經濟無法供應她繼續準備考試，才建議她開始擺攤賣雞蛋糕，後來病人罹患憂鬱症，來找我看診。

她說自己很喜歡畫畫，對心理諮商的領域也很有興趣，我幫她做了情緒能量場的測試，發現病人的確很有藝術和傾聽者的天賦。於是建議她不妨順從目前的因緣，擺路邊攤賣雞蛋糕，不過她可以發揮自己的藝術天賦，像是把攤位好好設計一番，讓它有別於其他攤位，也可以設計不同款式或口味的雞蛋糕，讓成品藝術化，好好的發揮她藝術方面的才能。

至於心理諮商的部分，閒暇時可以不斷的充實自己，閱讀一些心理諮商方面的書籍，也可以利用她傾聽者的天賦和興趣，跟顧客做不同的互動與練習。慢慢的培養自己在傾聽諮詢上的經驗與能力，因緣具足時，她自然會有機會轉換跑道，走出一條自己的路。

如果您已經厭倦目前的工作，每天上班都沒有動力，天天想著下班和休假，那麼您可以思考如何在目前的環境裡找到動力，如何找到工作的熱情，如何從工作中發掘快樂與意義。畢竟，我們每天清醒的時間，有很大一部分是在工作中，如果能夠喜歡自己的工作，那麼人生有很大一部分的時間，都可以覺得愉快。

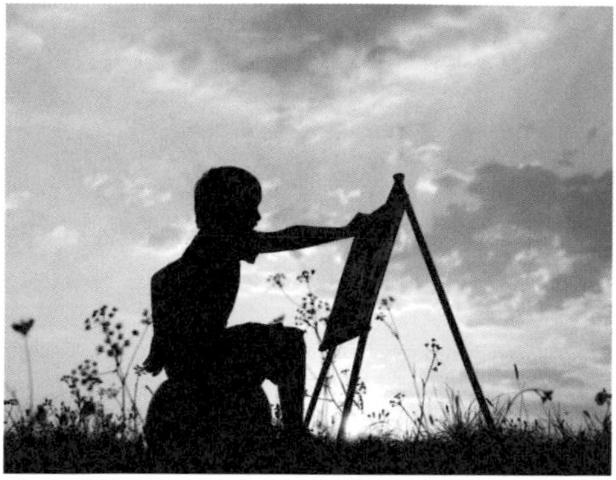

如果我們熱愛自己的工作，對於從事的工作樂此不疲，天天都有熱情願意全力以赴，最後一定會成為從事的行業中頂尖的人物。身為一個行業的佼佼者，金錢上的報酬、地位、工作保障與穩定等收穫，自然而然會隨之而來。

如果您對目前的工作不滿意，想知道自己可以如何改變，建議可以參考克雷頓．克里斯汀生所寫的《你要如何衡量你的人生？哈佛商學院最重要的一堂課》一書。

4 退休不是終點

我們能不能活到退休，甚至是活過明天，
都沒有人能夠保證，
與其把想做的事留到退休後才做，不如現在就去做。

很多人會為退休做打算，一天到晚期待著退休，想著退休後要做什麼。有些人想做義工、有些人想要修行、有些人想要環遊世界、有些人想讀自己喜歡的書、有些人想學畫畫、有些人想學唱歌、有些人想學跳舞等等。

其實，我們能不能活到退休，甚至是活過明天，都沒有人能夠保證，與其把想做的事留到退休後才做，不如現在就去做。如果當下所做的事情，都是自己喜歡，自己想做的，那自然就不會有想要退休的念頭了。

我在美國曾經看過一個有趣的實驗，研究單位付費給一群年輕人，讓他們每天吃喝玩樂，可以睡到飽、吃到飽、玩到飽，唯一的條件就是完全不能做任何工作。剛開始這群年輕人覺得自己好像中了頭彩，簡直是天上掉下來的好事，但讓人出乎意料的是，沒多久，這種每天玩樂，無法工作的生活，變得令人厭煩、疲倦，參與實驗的年輕人開始期待能夠早日回去工作。

生命要有意義，人才會快樂滿足，如果生命沒有意義，人會活得很煩累。所以很多人退休後反而得了憂鬱症，而且老化得非常快。工作和興趣如果無法結合，最少也要達到工作和生活的和諧及平衡，才不會令人厭惡，覺得工作剝奪了生活。

其實不管是環遊世界或是學跳舞、學畫畫，各種退休後想做的事，只要有心、用心，都能找到便宜可行的方式。眭浩平大哥說過，以前他沒什麼錢，但還是背著背包，買最便宜的機票，踏上旅程去見識這個世界，去到哪裡，就結交當地的朋友，吃住靠朋友們提供，在能力可及範圍內，儘量幫忙對方，與人結好緣，這樣子完成了他世界各地旅遊的夢想。

想學東西，有很多課程是免費或是學費很便宜，也可以從圖書館借書、借影片來學習。人不要自我設限，以為夢想沒有足夠的錢就無法實現，要等到存夠錢了才能退休逐夢，為了未知的將來長期拼命的工作，使得生活失調，就會覺得人生很辛苦。

無論自己的工作是什麼，即使自認很微小，每個人每個工作都自有神聖的意義。社會需要每一顆螺絲釘，一部再好的機器，如果缺少一顆小螺絲釘，就無法正常運作。尊重自己的工作與夥伴，找到工作的意義，發揮個人與他人的潛能與天賦，就能樂在工作，不會總是覺得疲累不堪。

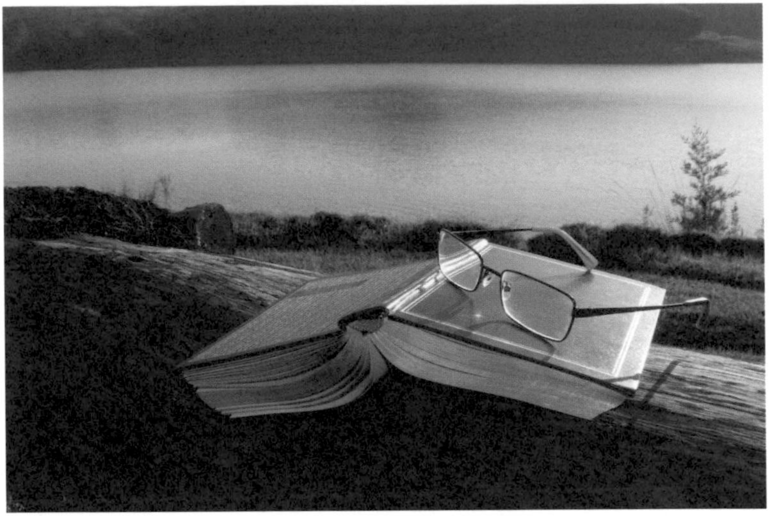

就像我自己，對於目前的生活方式，我非常喜愛且樂在其中，看診、教學、為學生心理諮商、帶領身心靈工作坊、閱讀、打坐、親近大自然、好友相聚、寫書、寫文章、做義工、義診、演講、進修等等，雖然非常忙碌，但我覺得很快樂，所以我從來沒想過退休後要做什麼，因為現在就已經在做所有我想做的事了，等哪天我做不動了，活不動了，就是時間到了，該回去換個殼子再來過。

5 為什麼有人成功，而我卻做不到

吃閉門羹、面對逆境，都是學習的重要部分，懂得從逆境中學習的人，就不用怕找不到工作。

一個年輕的孩子剛出社會，找到一份擔任主管助理的工作，但是他天天都不開心，總是滿口怨言的唸著想要離職，對於主管老是要他去處理明明就不是他做錯的事，心裡愈想就愈覺得委屈。

我告訴這個孩子，助理的工作本來就是協助主管處理大大小小的事情，主管讓你去處理善後，跟是誰做錯事，根本是兩碼子事，即使是別人的爛攤子，只要主管交代，就是你的工作，因為你是主管的助理。

出社會工作不同於在家或在學校，只要管好自己份內的事，無須理會他人，凡是老闆交代的事，就是自己份內的事。《總裁獅子心》的作者嚴長壽先生，也是從小弟做起，勤快苦幹，別人不願意做的事，他就乖乖的去做；別人不願意吃的苦，他也默默忍耐，最後從小弟工友，一路升到跨國公司總裁。

這個年輕孩子還抱怨自己常常找不到人幫忙，每次一有事情需要協助的時候，所有人都避之唯恐不及，這種推卸冷漠的態度，讓他覺得很不是滋味。

如果我們認為只要請別人幫忙，別人就理所當然應該答應，那麼，吃閉門羹就是預料中的事。即使是老闆交代的工作，一旦要請別人幫忙，就增加了他們的工作量，所以態度一定要謙和感恩。

就算對方不願意幫忙，也是人之常情，我們應該要尊重和諒解，然後慢慢學習如何協調工作，完成任務。如果對方願意伸出援手，我們一定要發自內心大大的感謝和讚嘆，這樣下次別人就會更樂意幫我們的忙了，平常我們也要養成樂於幫助他人和儘量配合他人的習慣，常與人多結善緣，如此當我們有需要時別人自然也會樂於伸出援手。

吃閉門羹、面對逆境，都是學習的重要部分，懂得從逆境中學習的人，就不用怕找不到工作；只會抱怨環境不好、工作不好、同事不好、老闆不好的人，到最後只會天天唉聲嘆氣，愈來愈不如意，人也愈來愈沒自信，愈來愈走不出去。

其實只要想清楚，就沒什麼好抱怨的，即使不是老闆交代的任務，願意多幫他人的忙，多結些善緣，將來做事自然會有很多助緣！這個道理不只適用一般上班族，就算自己做生意當老闆，嘴巴甜、態度好、手腳勤快、樂於助人，都是讓自己學得多、學得快、貴人多、升遷加薪、生意興隆的重要原因。

每次有親友要來花蓮玩，我都會替他們安排一家我很信任的民宿。有一回我去這家民宿接親友，剛好遇到一位也在花蓮開民宿的年輕人來參觀，這位年輕人一直很好奇為什麼這家民宿生意特別好，所以想來了解一下。

結果年輕人走馬看花的逛了一下民宿周圍和接待大廳，卻沒有和老闆夫婦聊聊就走了。我心裡想，這位年輕人恐怕無法真正了解這家民宿生意興隆的原因吧。

其實這家民宿生意好的原因，除了老闆和老闆娘非常的善良，對人更是貼心的不得了。他們的善良貼心並非刻意做出來的，而是發自內心的對人親切和喜愛，所以他們把客人當家人一樣的照顧，不嫌麻煩、不抱怨辛苦，很願意為客人設想，所以口耳相傳，大家「呷好道相報」。

宇宙動力的邏輯就是凡我們投向宇宙的，都會回到自己的身上，因為老闆和老闆娘本身就是樂善好施的慈濟志工，所以很多慈濟師兄、師姐來到花蓮，自然會選擇入住這家民宿。助人者人恆助之，正是這個道理。

此外，老闆和老闆娘非常孝順，所以福報很好，因為做到對父母真正的「孝與順」，對父母甘願的逆來順受，培養了他們廣結善緣的基礎。

來民宿參訪的年輕人，只是看看建築外觀和硬體設備就離開，認為自己的民宿也沒有比較差，因為他只看到了表面，所以不能理解為什麼這家民宿經常客滿，一房難求，但自己的生意卻做不起來。

就像前述那位初出社會的年輕人，因為只從自己有限的角度看事情，又期待

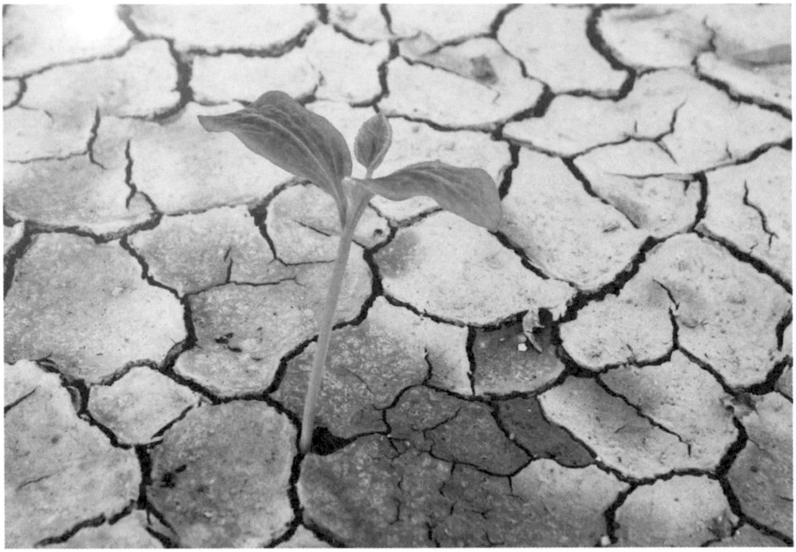

別人應該配合他，所以一直覺得很不開心，到處碰壁。

有智慧的人，會不斷地從逆境中汲取成長與學習的機緣，很多時候，無形的力量才是一個人成功最重要的因素。就像我們光從外表其實很難了解為什麼有些人的人緣特別好。因為人緣的好壞是來自內心對他人真心的尊重、愛與關懷，而不是光靠外表的美醜而定。

6 不是不成功，是因緣尚不足

如果想要培養特定造型的盆栽，就得不斷的調整、修剪、應變才能夠達成目標。

賴先生經營一個新事業將近五年了，但一直處在虧損狀態，所以壓力非常大。但賴先生是個堅忍不拔，很有毅力的人，說放棄對他而言是件非常痛苦的事，因此他無論如何也不想放棄。

對賴先生而言，放棄就等於無法堅持以及徹底失敗，這樣的想法讓賴先生痛苦萬分，以致於遲遲無法做出理性的抉擇。事實上，如果能用較寬廣的角度思考，在明知不可為的時候選擇離開，並不等於放棄，只是選擇另一條可行的路。原本走的路在盡了最大的努力後，因為目前的因緣還不具足，在時機未到之前，應該先去開創及尋找不同的可能。

我與賴先生分享我曾經有過的一段心路歷程。回台灣一年後，我出版了第一本書《哈佛醫師養生法》，開始教導不同的病人斷食排毒及心靈排毒，當時心裡很想要建立起一個座落在森林裡的身心靈排毒中心，讓現代人能夠在我的中心進行身心靈放鬆、排毒、淨化，就像我曾經在美國參訪過類似理念的中心一樣。

我理想中的身心靈排毒中心，能夠幫助很多人調整身心，充電後再煥然一新的重新出發，也可以幫助一些罹患了中西醫療法都無法治癒的癌症或重大疾病患者，讓來到這裡的人能夠得到身心靈的整體自然療癒。當時我到處詢問合適的場地，請教不同的專家有關中心的建立及經營等問題。忙碌了一段時間後，終於清楚的了解當下有太多現實層面上的問題，暫時還找不到解決之道，人緣、地緣等很多因緣都還不具足。

再三考慮之後，我決定轉換跑道，於是著手寫了第二本書，開了部落格和臉書，在網路上寫文章與更多人分享，等到因緣具足後，才開始在花蓮等地開立工作坊，培訓助教，與大家分享身心靈的淨化與提升，一步一步朝著目標走。累積多少因緣，才能成就多少事，很多事情是急不來的。

如果想要培養特定造型的盆栽，就得不斷的調整、修剪、應變才能夠達成目標。如果種下的苗在生長途中不幸的乾枯了，就要想辦法再種新的苗，如果新苗不斷的失敗，那就要想辦法換新的品種或耕種方式，不能一直堅持用原先的苗種或種植方法。

像慈濟這樣龐大的團體，剛開始也是從花蓮的三十幾位家庭主婦開始做起，直到現在擁有數百萬志工，志業體遍及五大洲，橫跨慈善、醫療、教育、人文等領域，今日的規模也是當初一步一腳印慢慢累積因緣走出來的。其中也歷經很多轉換改變的過程，例如當初的會員招募制度，並不是按照原先立體琉璃同心圓的方式去執行，但從救災過程中發現問題，所以就要勇於轉換及調整原本的做法，開創新的可行的路才能順利走下去。

所以，當一條路行不通時，即使已經花費很多時間、金錢及人力在上面了，我們還是得要學習放下，嘗試換條不同的路走，進而去創造所需要的因緣，才能朝著目標邁進。轉換並非放棄自己的理想，只是懂得隨緣放下，再慢慢創造所需的因緣來達成我們的理想。事實上，不只經營事業如此，經營感情與人生，也是如此。

7 讓自己成為搶手貨

那些懂得溝通、善解人意、手腳勤快，又願意幫助同事的人，不只在公司裡人緣好，其他人如果看到了這樣的人才，也會想要挖角聘用。

前段時間去了一家餐館，對一位年輕的服務生留下很深刻的印象。

我們原本預約六個人的位置，結果當天有一位朋友臨時無法到場，所以只有五個人用餐。餐館的生意不錯，差不多都客滿了，原先餐館幫我們預留的是一張二人座及一張四人座的桌子，好讓我們併桌。

才剛入座，負責我們這桌的侍者就告訴我們，因為人數減少，所以需要移走一張桌子，朋友剛要抱怨這樣會很擁擠，不同意把桌子移走時，負責隔壁桌的侍者馬上過來，很有禮貌的告訴我們，他可以幫忙調整一下座位，讓我們坐在同一張桌子好方便談話。

這樣的說法，的確有考慮到我們的需求，坐近一點聊天比較不用大聲說話，所以我們都很樂意接受他的安排。

吃石頭鍋的時候，我的朋友不小心被燙著了，雖然沒有大礙，但是那位貼心

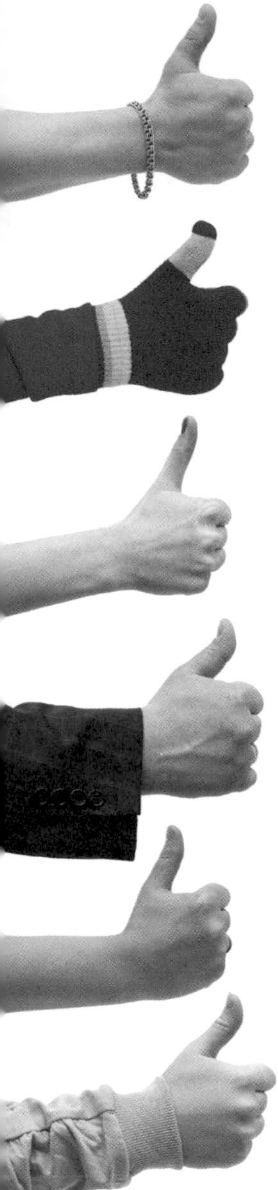

的侍者立刻去廚房拿了一袋冰塊來給我的朋友冰敷，擔心冰塊直接接觸皮膚太冷了，還貼心的包了紙巾。過了五分鐘，又來關心燙傷的客人是否好一些，問我們冰塊夠不夠，如果需要更多的冰塊，請跟他說，不要客氣。

這位年輕侍者動作快，反應靈敏，又樂於助人，鄰桌如果有忙不過來的情況，他都很願意伸出援手，不去計較是不是自己份內的工作。同行的朋友很欣賞他，想要挖角他到自己的公司擔任服務人員。

那些懂得溝通、善解人意、手腳勤快，又願意幫助同事的人，不只在公司裡人緣好，其他人如果看到了這樣的人才，也會想要挖角聘用，他們的就業機會自然比別人多，比別人好，可以挑選適合自己的工作，而不是只等著被別人挑選。

境遇不好或人生不得意時，不需要怪罪環境或是他人，因為這些埋怨無法幫助自己成長或解決問題，只是給自己找藉口，好有台階下而已。我們需要做的是檢討和改進自己的態度和能力，這樣才可以從逆境中不斷的成長。

電腦化的社會，很多人力會被電腦和機器取代，所以培養軟實力，如：溝通能力、同理心、應變能力、勤快會做事、樂於助人等特質，就變得格外重要。從小就要開始培養這些能力，等到求職就業時，才能站在「事求人」的位置上，而不至於處於「人求事」的困境。

看到不少年輕的孩子，每天上班就像要他的命，抱怨連連，計較萬分，總是強調不是自己份內的事，一點也不願意多做，要求準時下班，不想多擔責任，也不願意配合公司需求，老闆交代一件事，就只做一件事，思考沒有彈性，無法變通，更別說舉一反三。所以找不到「理想」的工作，寧願回家賴著父母，當個啃老族。

話說回來，做父母的也要省思，是否讓孩子從小養尊處優，什麼事都不讓孩子做，只要求孩子把書讀好，有的家庭還請了外勞或幫傭，凡事順著孩子，配合孩子的要求，幫孩子解決事情，處理大小問題，這樣長大的孩子如何培養出對人的同理心，樂於幫助別人，如何懂得溝通，能夠控制自己的情緒，並且有解決問題等的能力呢？

幫忙做家事和讓孩子自己做決定，其實就是在培養孩子的軟實力，讓孩子勤快、懂得安排時間、懂得解決問題、懂得幫助別人，懂得團隊合作、懂得開創自己的人生，懂得為自己負責。更何況會自己煮飯、洗碗、縫衣服、洗衣服的孩子，可以從自我完成生活事件中，得到成就感，相信自己有解決問題的能力，無須事事依賴他人。

讀書只能得到知識，而在網路時代，知識的取得是如此容易，即使花了很多時間，強記了很多所謂的知識，如果不能好好運用，很容易就被取代。網路如此便利，只要上網查詢，各種資訊與知識看都看不完，真的不需要逼迫孩子花那麼多時間去背書或死讀書。

很多父母讓孩子到處去上各式各樣的才藝班也是一樣的道理，花了一堆錢和時間奔波在各種補習班之間，孩子不但壓力大，睡眠不足、身心疲累不堪，也可能導致心情易怒，抗壓力低等種種問題，對父母而言，實在是得不償失。

也許在為孩子找補習班、安親班，或是報名才藝班之前，父母應該細細思量，到底希望培養出什麼樣的孩子。

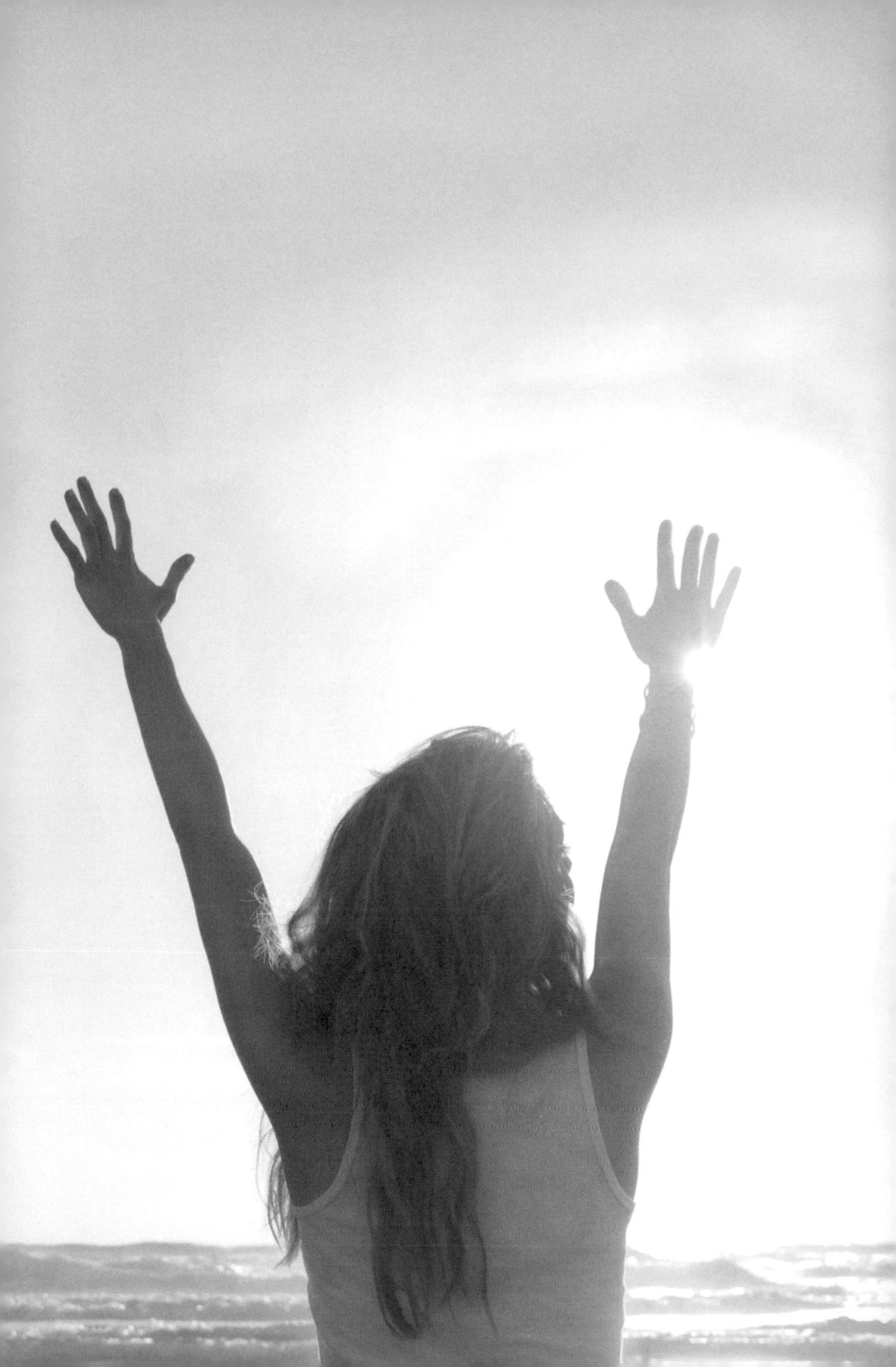

chapter 3

和諧的情感
為我們補足
身心能量

1 為什麼人生快樂不起來

我們常常深陷在自己創造出來的委屈和無奈中而不自知，看清楚弄明白之後，就會跳脫這些把自己困住的情緒痛苦，讓身心恢復自在祥和。

女病人來到我的診間，對我說她好痛苦，她的生命完全快樂不起來，病人覺得先生無法瞭解她的感受與痛苦，總是偏袒自己的家人，認為病人小心眼，太愛計較，所以病人很想離婚。

病人邊哭邊說著先生的的家人怎麼欺負她，因為被診斷出有慢性病需要自費打針，病人的媽媽給了病人一筆錢做為醫療費。先生的姐姐是個護士，就告訴病人的婆婆和先生，說她可以幫病人拿到藥品，也可以幫病人施打，這樣可以省錢。

病人本來想去醫院治療，但是又不敢違悖婆家親友的好意，只好答應讓先生的姊姊幫忙。只是幾次以後，先生的姊姊開始抱怨為了幫病人打針，得常常來回奔波，護士工作已經很累，她覺得沒辦法負荷，於是要病人自己給自己打針，病人也只好學著自己來。注射藥物一段時間後，病人的身體卻愈來愈差，去醫院問了醫生，才知道原來注射這種藥物會有很多副作用，而病人也的確出現很多副作用，只是一直不知原來是因為藥物的關係，使得病人長久處於莫名的痛苦中。

病人傷心地哭著說一般醫院如果要給病患施打這類藥物，都會先跟病患做衛教，告訴病患藥物可能有的副作用，病人埋怨先生的姊姊當初什麼都沒說，覺得先生的姊姊實在太過份。

聽了病人描述的情況，我跟病人說，聽起來她婆家的人其實蠻好心的，是為了她著想，希望幫她省錢，才建議病人自己打針，病人會覺得先生的姊姊會是故意要害她嗎？是先生的姊姊建議病人打針治療的嗎？病人搖搖頭，說到最初建議要自費打針治療的是醫院的醫生，婆家的人其實心地不錯。只是病人雖然知道他們沒有惡意，但是先生的姊姊從頭到尾沒有提過藥物可能有副作用，害病人吃了很多苦，所以還是覺得很生氣。

我告訴病人，護士的工作是分工合作的，有的護士負責打針，有的護士負責衛教，各司其職，未必會瞭解彼此的工作內容，先生的姊姊或許不是很了解藥物的副作用，更何況，如果她事先告訴病人有很多副作用，只是讓病人感到害怕，心裡壓力更大，結果可能更不好，所以才沒有事先說明，倒是病人出了狀況，卻不提出問題，跟人家請教，別人又怎麼會知道呢？

病人這時情緒稍稍能夠平復，認為我說的不無道理，只是病人自己沒有這樣想過，因為對先生的姊姊事先沒有說明藥物的副作用，讓病人受了很多不明的苦，覺得很生氣，還要求先生去跟他姊姊問個明白，但先生拒絕去問，只教病人不要再想了，把不愉快忘掉，所以病人覺得更生氣，認為先生偏袒他的家人，不顧病人的感受。

我問病人，如果先生的姊姊事先告訴她注射藥物有副作用，她就不會受苦，不會有副作用了嗎？病人是希望老公去責罵他的姊姊嗎？當初也是為了想幫病人省錢才建議病人在家裡自己買藥自己打針。病人告訴我，她並不是要先生去罵婆家的人，只是她一口氣憋得實在難受，又不能到處跟別人說。病人還說，婆家的人在她生病臥床的那段時間，對她都沒有表示關心，怎麼說也是一家人啊。

我問病人，因為自己憋得難受，所以把情緒垃圾傾倒在老公身上，還期待先生應該要幫忙處理自己的情緒垃圾，這樣好嗎？人在生氣時，就像個刺蝟，旁人根本無法接近，又如何表達關心。病人想了想，告訴我她當時的確很生氣，所以拒絕婆家的親友來探視，現在比較明白，也就不那麼生氣了，病人說其實先生對她算很好，是個很好的先生。當病人願意放下情緒之後，她便感覺好多了，我接著教病人做了幾個能量運動，調整一下身體，讓病人感覺身心舒暢很多。

我們所體驗或經歷的世界都是我們的心念所創造的。很多時候我們深陷在自己創造出來的委屈和無奈中而不自知，看清楚弄明白之後，就會跳脫這些把自己困住的情緒痛苦，讓身心恢復自在祥和。

2 談戀愛要看天時地利人和

其實如果懂得接受別人的拒絕，好好思考了解被拒絕的原因，進而做出改善，被拒絕也可以是一件正面的事。

曾經有人做過實驗，將一隻兇猛的鯊魚和一群熱帶魚放入同一個池子，然後用強化玻璃隔開鯊魚和熱帶魚，最初鯊魚每天不斷衝撞看不到的透明玻璃，無奈只是徒勞，鯊魚始終無法接近熱帶魚。

實驗人員每天都會放一些鯽魚在鯊魚池裡，所以鯊魚也沒餓著，只是仍然想到對面去，想看看美麗的熱帶魚嘗起來是什麼滋味，於是每天還是不斷的衝撞那塊玻璃。鯊魚試了每一個角落，每次都是用盡全力，但只是徒勞無功，弄得傷痕累累，有好幾次甚至撞到渾身破裂出血，就這樣

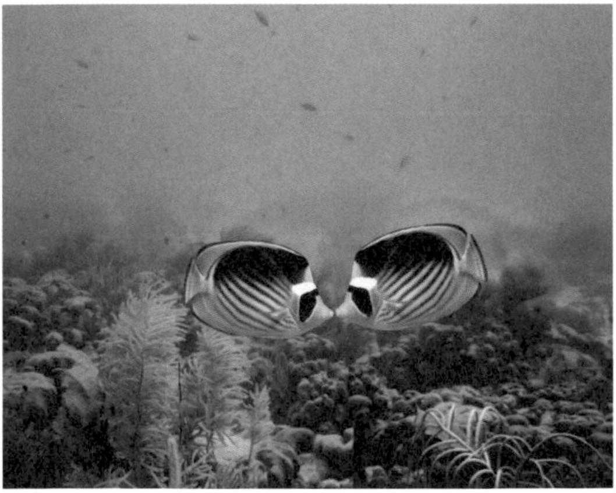

持續了好些日子。

實驗期間每當玻璃稍有裂痕，實驗人員馬上加上一塊更厚的玻璃，直到後來，鯊魚不再衝撞玻璃了，對那些斑斕的熱帶魚也不再注意，好像那些色彩豔麗的魚只是牆上會動的壁畫。

鯊魚開始等待每天固定出現的鯽魚，用牠與生俱來的敏捷力獵食鯽魚，好像回到海中時不可一世的兇狠霸氣。只是這一切不過是假象罷了，實驗到了最後階段，實驗人員將玻璃取走，鯊魚卻沒有反應，每天仍在固定的區域游著，不但對近在咫尺的熱帶魚群視若無睹，甚至於當鯽魚一逃到熱帶魚那邊去，鯊魚就立刻放棄追逐，說什麼也不願再過去。

實驗結束了，實驗人員譏笑鯊魚是海裡最懦弱的魚。可是失戀過的人都知道為什麼牠怕痛。

想得到的欲求愈大，相對的失落也會愈大。痛苦是來自於我們太想得到在特定因緣下得不到的東西。如果能夠放輕鬆的接受當前的情況，願意隨順因緣，不做勉為其難的努力，等待因緣具足了，很多事情自然會水到渠成，屆時便能得到我們想要的。

鯊魚因為不懂因緣觀，所以把應該是好玩有趣的生命探索與學習，變成一連串痛苦的追逐強求，後來因為一再的失望而放棄，選擇永遠逃避。如果鯊魚懂得放輕鬆，去探索不同的世界，不因為強烈的慾望驅使，而不斷地強求，自然不會把自己弄得頭破血流傷痕累累，到最後只能選擇永遠逃避。

人何嘗不是如此。有些人渴望得到心儀對象的青睞，拼了命的追求，死纏爛打，受了對方的白眼、回絕，最後還是得不到，結果從此不敢再主動追求其他人，封閉自己。

一個年輕的男孩子，對一個心儀的同班同學百般的好，平時當司機任她差遣，逢年過節送禮又送花，甚至幫這個女生熬夜趕報告，連自己的作業都擱在一邊，雖然從來沒有向這個女孩表明心跡，但是女孩也沒有拒絕過男孩子給予的種種禮遇，男孩以為彼此有了默契，相信兩個人會有未來，所以也就這麼持續了幾年。畢業前，男生問了女生接下來的計畫，覺得兩個人應該要有共同的人生方向，這時女孩子卻告訴這個男生，她和他並不是什麼特別的關係，兩個人的未來也不會有什麼交集，請這個男孩子自己決定自己的未來，以後也不用再聯絡了。

這個男生頓時大受打擊，變得抑鬱寡歡，一蹶不振，對自己完全失去信心，食不下嚥也夜不成眠，整個人失去動力，直到嚴重憂鬱症才來看我的門診。

男生說他不懂，對方既然對他沒意思，為什麼從頭到尾都不表態拒絕，我告訴他，對那個女生來說，有人主動的對她好，給她諸多方便與協助，她本來就沒有拒絕的理由。

這個男生從一開始就誤以為對方知道他的心意，但是對方從頭到尾對他都沒有意思。我告訴這位年輕的男生，人要學著用智慧去看清事情真實的樣貌，因為沒能在剛開始就看清自己的錯覺，才會讓自己誤會了這麼久，傻傻的投入情感與心力。

其實如果懂得接受別人的拒絕，好好思考了解被拒絕的原因，進而做出改善，被拒絕也可以是一件正面的事。

或許被拒的某些原因並不是短期可以解決的，那麼就問問自己：「如果目前的因緣是這樣，我非得強求不可嗎？」就像水池中的那隻鯊魚，如果有無法突破的牆擋住，與其強求碰撞得傷痕累累，痛苦不堪，還是無法得到想要的結果，或許應該先接受事實，然後尋找更適合的可能，或慢慢創造適合對方的條件，自然就不會把自己弄得痛苦不堪。

很多事情需要一步一步來，等到累積了足夠的時間、資源和種種條件，事情自然就會發生。不過，感情這件事，則並不是單憑等待就能夠如願。我們必須尊重對方的意願，如果對方回絕了我們，我們應該要尊重對方的選擇。一件事的成就，必須要有足夠的因緣，只是一廂情願的付出與投入，如果因緣不具足，究竟是成不了事的。

3 分手的原因比結果更重要

人和人之所以會起爭執，一般都是因為想要爭個對錯是非，某個角度看來，其實是對自己沒自信，害怕被人看扁，所以才會想要證明自己是對的。

一位年輕男性來看診，提到交往多年的女友，因為兩人經常意見不合，常常講電話講到吵得不可開交，病人就掛對方電話，事後又若無其事的當做什麼事也沒發生。長久下來，女友覺得病人不成熟，明明兩人有摩擦，卻從來不去面對，總是輕描淡寫的帶過，最近女友提出分手的要求，病人不知道如何是好，已經好多天夜不成眠。

病人問我，每個人對事情的看法本來就不同，如果不想因為觀點不同而起衝突，難道要改變自己事事遷就對方，如此一來，豈不是沒有是非對錯了嗎？但是女友說兩人再也回不到從前，彼此如果繼續在一起，就像是卡住了，非常難受。雖然經常和女友爭吵，但多年的感情並不是說放就能放，病人問我究竟要怎麼做才能領悟，才能解開彼此卡住的心結？

我跟病人說，因為成長背景、個性、修行等因素都不一樣，所以每個人都會有自己的想法，就連自己的想法也會隨著時間及心態的轉變而轉變，所以我們無法期待和他人永遠都有相同觀點。但是人和人之所以會起爭執，一般都是因為想要爭個對錯是非，某個角度看來，其實是對自己沒自信，害怕被人看扁，所以才會想要證明自己是對的。

有些人在和他人意見相左時會暴跳如雷，之所以需要大聲咆哮是因為他覺得需要被看到，被聽到，所以才會愈講愈大聲。會這樣反應的人，背後都有原因，需要去了解才能明白為什麼會習慣用這樣的方式表達自己的意見。

如果和他人意見不同時，我們應該坦誠的先想想自己錯在哪裡，對方對在哪裡，看到自己錯的地方，再看到對方對的地方，才能夠同理對方的心情，也比較能控制自己的情緒。情緒失控往往是因為生氣，覺得對方無理，欺負自己，認為對方又可惡又固執，愈想愈氣，才會爆發情緒。

宇宙中，其實沒有所謂的「對錯」，當我們把世界二分了，一件事才會有「對的」和「錯的」說法。每個社會都有不同的文化背景，每個人有各自的成長經歷和家庭環境，所以會有不同的認知和想法，我們應該要尊重。如果非要堅持分出我對你錯，或是你對我錯，那就是用二分法則來看待世界。

一個人之所以會有某個想法，必然有其因緣，即使與我們全然不同，也要予以尊重。如果我們是帶著批判和輕蔑的心態，直指對方的不是，試圖讓對方服氣，那樣就不是在進行溝通，而只是想要說服對方認同自己的觀點。

溝通的前提是對彼此在當下所持意見與做法的背後因緣有所了解與尊重，知道雙方觀點差異的原因，然後能夠同理對方，而不帶著批判的去對話。在尊重與同理的前提下，和對方分享自己是在什麼樣的因緣下累積的想法與做法，帶著這些觀點與實踐這些做法的自己，從中獲得了什麼益處，達到了什麼目標。

一個人如果懂得檢討自己錯的地方，找出別人對的、好的地方，就不會堅持己見，而且會產生感恩對方的心，這樣就能避免老是吵架傷感情。天天吵吵鬧鬧，甚至叫罵打架，這樣的相處是把彼此一起帶到地獄裡生活，我們不需要處處退讓，但至少要懂得尊重對方，讓彼此可以有不同的想法。

當愛的銀行裡存款愈來愈少，甚至變成負債時，身邊的人自然不想再和這樣的人相處，會想要離開，因為能量場讓身邊的人都感到不舒服。如果伴侶或另一半想要離開，我們必須尊重旁人的感受和決定，自己可以問對方是否願意再給一次機會，讓雙方重新再往彼此愛的銀行裡存款。如果對方願意，那就要好好珍惜，但如果對方已經沒有再繼續的意願，我們也要尊重對方的決定。

跟對方在一起時，要專心享受對方的陪伴，把心念放在自己如何讓對方更加幸福快樂，從對方的角度思考對方想要的是什麼，而不是從自己的觀點去看對方想要的是什麼，這就是往愛的銀行中存款。除了存款，還要避免從愛的銀行中提款，生氣、嫉妒、惡口、要求、干擾、操控、不尊重、不感恩、欺騙、依賴、懷疑、威脅、管東管西等方式，都是在愛的銀行中提款的行為，提款多了就容易破產。

其實不只有夫妻相處需要如此，親子、朋友，各種人際關係都需要善待自己及他人，努力在愛的銀行中存款，只要存款夠，即使偶爾有了傷害，也可以善解；但若是負債太多，即使是無心的一句話，都可能釀成大災難。

伴侶的相處貴在彼此尊重，不互相牽絆，不互相依賴，懂得相互學習、相互扶持，相敬如賓，在一起時可以互相陪伴，但又可以獨立自處。

很多伴侶在相處時，不但要求對方事事配合自己，必須認同自己的觀點，凡事以滿足自己的需求為出發點，老是彼此牽絆依賴，然後把這些行為視為愛的表現。因為我愛你，所以你要陪我做這做那；因為我愛你，所以我都靠你做這做那；因為我愛你，所以你要為我這樣那樣。這種沈重的相處方式，日子久了彼此難免感到疲憊，自然會覺得厭煩而生出想分離的念頭。

當要離開的對方不願意復合時，我們必須尊重對方的決定。只要從現在開始懂得如何尊重和愛，我們就可以跟任何人（包括離開的另一半）建立起好的關係，即使未必能回歸伴侶關係，但至少會是朋友。如果不願意放下，死纏爛打往往只會惹人討厭，讓身邊的人離我們愈來愈遠，因為那樣不但沒有做到尊重他人，也沒有尊重自己。

試著把注意力從對方身上回到自己身上，把焦點放在如何讓自己成長，如何讓自己變的更好，如何讓自己充滿愛的能量。我們可以從愛自己、愛父母、愛兄弟姐妹、愛朋友開始做起。去想想可以如何讓這些我所愛的人感到快樂；如何讓所愛的人感到被尊重；如何讓所愛的人知道我很感恩他們。

透過這樣持續的練習，我們慢慢的就會懂得如何愛、如何尊重、如何感恩。如此一來，我們也會吸引更多懂得愛和尊重自己與他人的人，當自己生命獲得提升的時候，我們所會遇到的人就會跟著提升。

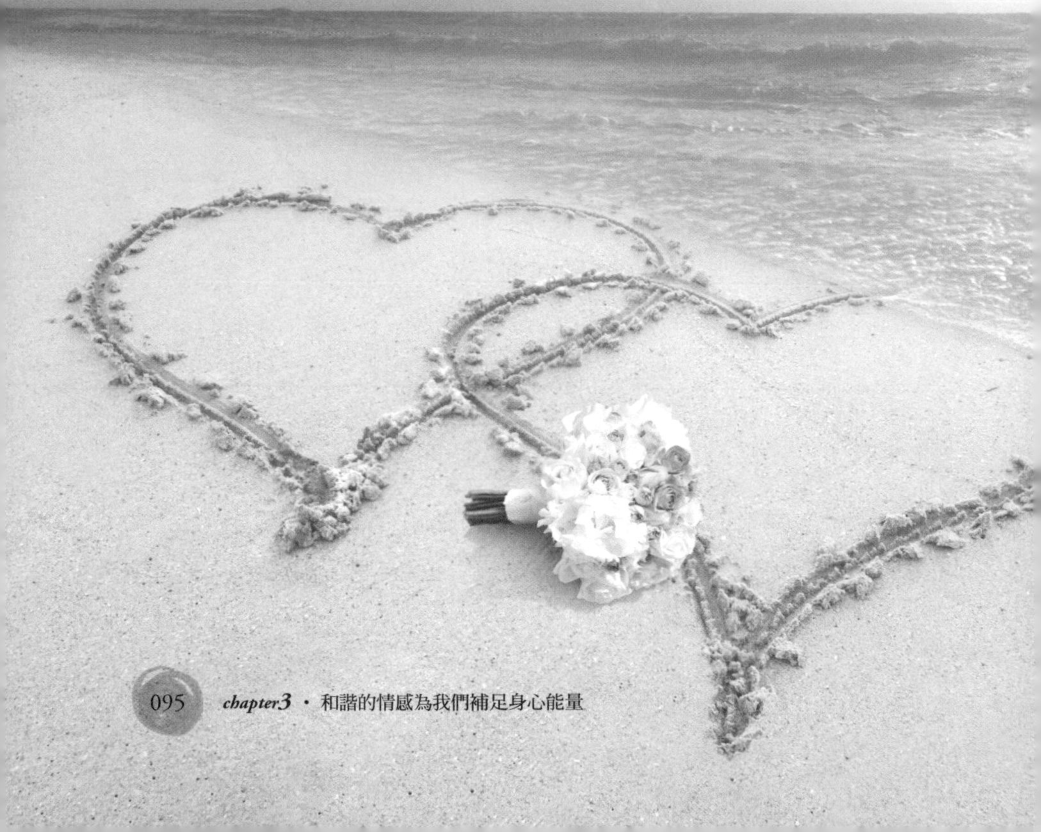

4 你想要的，不一定是你需要的

很多時候，我們緊緊抓著已經對我們沒有感情的對方，實際上我們想要的不是那個離開的人，而是想要一份愛。

一位女病人來問診，告訴我她以前工作很辛苦，家中的經濟重擔都是她在負責，直到後來因為生病才無法工作賺錢，沒想到另一半竟然棄她不顧轉身離開，儘管對方很無情，但是病人還是覺得自己很愛他，很想念他，很希望對方能夠回心轉意。

我問病人，愛著對方的什麼？病人想了好一會兒告訴我，另一半以前對她非常好，很疼她。我再問病人，所以她愛的是那個對她很好、很疼愛她的男人囉？病人點頭說是。

我再問病人，在對方離開的時候，他是如何對她呢？病人告訴我，男人在離開之前，對她非常惡劣，讓病人很傷心。「所以，那樣傷害妳的男人，妳也愛嗎？」我問病人。病人說：「當然不愛，我很討厭也很生氣那時候的他。」

我告訴病人：「所以妳並不是還很愛他，而是要一份被愛被疼的感受對嗎？」病人說她從小就沒有被疼愛過，這樣的缺憾一直到現在都還覺得沒有被填滿，所以好希望被人疼愛。

我請病人好好的看清楚，把離開的那個男人全部都看清楚，然後再告訴我是不是真的還愛著那個男人，是不是還想要他回來。

病人想了一會兒，告訴我，其實她並不是真的還愛著離開的男人，也不想要無情無義離開她的那個男人回到身邊，而是真的很想要一份愛。

是的，很多時候，我們緊緊抓著已經對我們沒有感情，毫不留戀的離開我們的對方，實際上我們想要的不是那個離開的人，而是想要一份愛。

我告訴病人，人可以練習好好的疼愛自己。我首先幫病人處理了情緒能量場，因為病人是一位虔誠的基督徒，所以我們一起向上帝禱告，告訴病人我們是宇宙中獨一無二的寶貝，是受到宇宙及上帝疼愛與支持的寶貝。

至於好好的愛自己，並不是讓自己放縱的吃喝，或是奢侈的購物，也不是花大錢出國旅行，就叫做愛自己。好好愛自己是讓自己的心能夠安定，活得光明正大，成為一個比較「透明」的人。所思所想，一言一行，時時刻刻，都要清明磊落，單純實在，不要做會讓自己產生罪惡感、內咎感與羞愧感的事。

就像大吃大喝之後，覺得自己又胖又腫，而感到罪惡；或是刷卡買了超出自己能力許可的東西後，擔心錢不夠用而感到恐慌；有些人暗地裡做了見不得人的事，天天提心吊膽，深怕東窗事發；或是鎮日迷迷糊糊，老是做出讓自己後悔的事；又或者對自己的職業毫無興趣，總是意興闌珊，活得混混噩噩。

愛自己是讓自己做一個能讓自己喜歡的人，成為一個自己會尊重也會愛的人，清楚單純的活著，好好的安頓自己的心，說出口的話，是利人利己的話，做的事、從事的職業，是自己喜歡也有貢獻感的事，不讓自己處在罪惡、內咎與羞愧之中，才是好好的愛自己。

人生所有的安排都是來幫助我們成長及學習生命，所以我們可以很安全的面對接受逆境考驗的出現，進而從中得到應有的學習與成長。最重要的是，我們能夠好好的愛自己，因為只有當我們懂得愛自己，別人才會懂得愛我們。

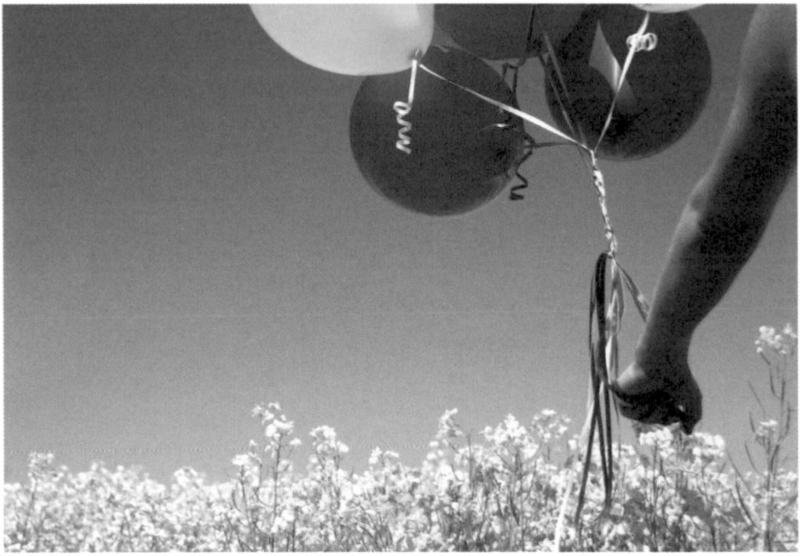

5 心不卡住，身也不會卡住

心如果不是無力，沒有怨恨，
那麼手就不會麻疼、無力；
心如果不卡住，身也就不會卡住，身心是相連的。

病人的右手已經麻了好幾年，怎麼醫都醫不好，所以來給我看診。我問病人跟先生的關係如何，病人說先生已經外遇十多年，早有了另一個家。

病人與先生剛結婚時，先生的家族事業都由病人管理，包括財務也都由病人負責，所以後來先生向病人要求收回財務管理權時，病人就發現先生在外面有了其他的女人。後來，先生自己搬出去住，病人和孩子就繼續住在原本的家，除了照顧孩子，病人也照顧同住的公婆，雖然心裡很苦，但是對孩子和對公婆還是很盡責，病人的公婆對她不錯，孩子們也知道病人很辛苦，所以都很孝順。

我告訴病人，幸好今天做錯事的不是她，而且病人也沒有因為先生的錯誤去牽累其他人，還是盡責的照顧家人，所以孩子們很孝順，公婆也疼惜，比起她的先生，病人其實很幸福。因為外遇而離開病人的先生，失去的是一個好太太、一個能幹的事業幫手、三個孝順的子女，得到的是孩子們的怨恨和父母的不諒解；

但病人失去的是一個花心的先生、一個不負責任的男人，得到的是孩子的貼心和公婆的疼惜，所以說起來比較不幸的其實是她的先生。

我幫病人調整情緒能量場，告訴病人應該為自己感到慶幸，因為做錯事的不是她，所以不幸的也不會是她，每個人都會為自己的行為付出代價。

我請病人不要再怨恨先生，或許過去病人曾經傷害過先生，所以這一世來體驗被傷害的感覺，如果能夠跟先生結善緣，以後才不用再次學習同一個功課，要試著祝福先生也祝福自己，不要再生氣和怨恨。

病人聽完之後，也覺得自己的確很幸運，對先生的怨恨之心頓時消了很多。我問病人手麻狀況，病人轉了轉手，發現困擾好久的問題竟然有明顯的改善。

心如果不是無力，沒有怨恨，那麼手就不會麻疼、無力；心如果不卡住，身也就不會卡住，身心是相連的。

很多人一旦發現先生外遇，會感到很怨恨。不只怨恨先生，怨恨第三者，甚至還會遷怒孩子和婆家，所以親子關係和姻親關係都變得很差，甚至連其他的人際關係都一併賠進去。因為深感痛苦，所以不斷找親友訴苦抱怨，時間一久，大家對於不斷重複的故事難免感到厭倦。何況一顆不斷怨恨的心，會召來更多不幸的果，如是因，如是果，我們要為自己所產生的心念負責。另一半外遇雖然會讓人感到痛苦難過，但是如果願意去面對，也會帶來很多生命成長與學習的禮物。

之前也有因為外遇和家庭問題來看診的病人，其中有一個個案，因為偷看先生的手機，才發現先生早已外遇十幾年，知情後整個人氣急敗壞，歇斯底里，先生雖然自知理虧，但堅決不願意離開第三者，所以病人怒不可遏，天天大吵大鬧，到我診間看診，問我該怎麼辦。我告訴她，因緣如此，她只有兩種選擇。一是離婚；一是接受第三者成為一家人。

我當然不支持外遇，但是當事情發生，唯一可以脫離痛苦的方式是去面對和接受，這個個案因為只有元配單獨來問診，我只能就她的情況，給予建議。事實上，婚姻是夫婦雙方共同經營的結果，一旦出問題，兩個人都要反思檢討。病人後來慢慢接受了必須和另一個女人分享先生的事實，在為家庭奉獻了大半生後，因為先生的外遇，病人開始思考自己人生的價值。外遇事件看似不幸，事實上也有正面意義，許多人藉此開始反思自己的生命，在痛苦中，觀察自己能否保有清淨智慧的心，選擇不怨、不怒，善用慈悲和勇氣去面對，進而反思自己的過錯。

我們所看到的世界是我們自己創造的，改變自己很容易，改變他人很困難。凡我所投到宇宙的能量，都會回到自己身上，所以我的反應方式，自己會首當其衝的面對。如果我又怨又恨又怒，這股具有殺傷力的能量，將會帶來更多讓我又怨又恨又怒的事件；如果能夠專注於良善的行為、言語及心念，本身就能帶來喜悅和平靜，即使當下遭遇逆境，也會慢慢轉化為順境。

6 感恩讓身體和愛都活起來

夫妻或家人之間，
如果只是一味要求對方，沒有感恩對方，
很容易彼此怒罵、抱怨、冷戰熱戰不斷。

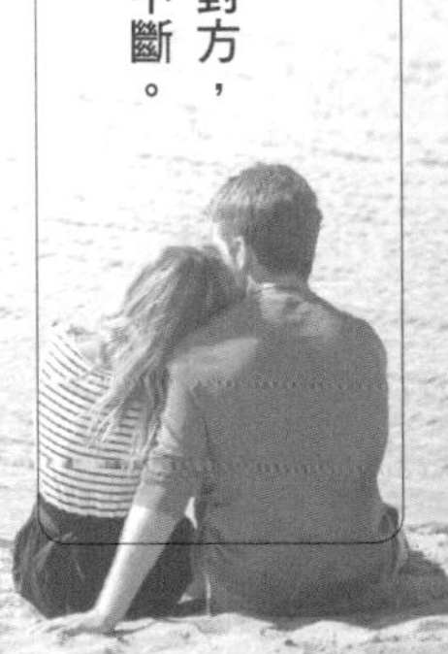

黃女士拖著沉重的步伐走進診間，抱怨眼睛長期酸澀、乾燥，而且老是流淚，現在連眼睛四周都會痛，還有肩頸也很痠痛。看了好幾位醫生，眼科醫師告訴她眼睛沒有問題，也去找了神經內科醫師開了肌肉鬆弛劑，雖然有幫助，但是一停藥，問題又回來了。

黃女士自己帶著兩個小孩在台灣工作，先生一個人在中國工作。因為工作和小孩，黃女士已經覺得很累了，所以先生每天打電話回家時，她根本沒有心情跟先生多說什麼，更何況先生老是問東問西，像是孩子的功課怎麼樣，家裡的花草有沒有記得澆水之類的瑣事，讓黃女士覺得很煩。

「我在台灣幫他帶兩個孩子，他打電話來卻從來不會說句感恩的話，讓人很生氣。」黃女士抱怨著。

我反問她：「那妳有沒有跟先生說過任何感恩的話呢？」黃女士愣了一下，

回答：「沒有。」

我告訴她，孩子是你們夫妻共有的，所以並不是妳在幫先生帶孩子。更何況，妳有孩子們陪妳，但先生卻一個人在中國打拼，可想而知是很寂寞的，他願意天天打電話回來，表示很關心這個家，應該要感恩他，難不成妳希望他在大陸找二奶來排遣時間嗎？先生一個人在中國，吃的、住的都不如妳在台灣來得好，生活實在不能跟在台灣的你相比，他一個人那麼辛苦在中國為了這個家打拼，難道不值得妳感恩他嗎？

病人沉默了一會兒才說：「這樣想來我的確是應該要感恩他，我以前只會生他的氣，認為他從不懂得感恩我的辛苦，但我從沒想過要感恩他。現在想想他也的確很可憐，很辛苦，我應該要體諒他。」

黃女士的能量場有很多不協調的地方，所以容易脾氣暴躁、健忘和疲累。我教她每天多做幾次五分鐘快速能量調節運動，也幫她做了肝能量的調整。原本困擾的眼睛問題，當場就改善了許多，肩頸也不再痠痛了。

夫妻或家人之間，如果只是一味要求對方，沒有感恩對方的心，很容易彼此怒罵、抱怨、冷戰熱戰不斷，雙方不免會覺得哀怨委屈，自認倒楣嫁錯人或娶錯人，如此便很難和諧喜悅的相處。如果懂得多替對方著想，多感恩尊重彼此，夫妻家人自然會相親相愛！

7 生氣只會連累自己的身體

當我們不再對他人生氣，願意原諒他人，
我們的身體自然就能放鬆，
關節能量也可以順暢的流動，身心就能感覺輕快。

彭女士一拐一拐地走進診間，因為肩膀僵硬和膝關節疼痛的問題讓她困擾很久。我問她什麼事情讓她非常生氣，她想了一下，告訴我其實她還蠻容易生氣，常常覺得煩燥，尤其是對先生特別容易生氣，因為先生老是不承認自己犯的錯，讓她覺得很生氣。

彭女士和先生一起經營家庭式的小吃店，平常生意很忙，有時難免出錯，像那天客人說飲料一點都不甜，明明她先生的確忘了加糖，還一直否認，跟客人爭辯說已經加了糖。又有一次煮稀飯，明明燒焦了，她先生還嘴硬不承認，硬說焦味是鍋邊稍微溢出來的湯汁焦掉，不是鍋底燒糊掉了的焦味，後來洗鍋子時還特地把先生叫來看，證明稀飯的確是燒焦了，類似的事情多得數不清。對於先生做錯事還一直否認狡辯，彭女士真的很生氣。

我跟彭女士說，也許先生忙得忘記了，出了問題，只要趕快想辦法解決就好，不需要計較誰對誰錯。

我問彭女士，她先生的父母是不是很嚴厲，是不是很會打罵小孩呢？彭女士說她的公公很兇，對孩子很嚴厲，先生小時候很常被責打，現在雖然大了不會挨打，但還是常常挨罵。

我告訴彭女士，在這種環境下長大的孩子，對於犯錯有很大的恐懼，一旦犯錯就會極力掩飾或否定，因為如果被發現，或是承認做錯事，就會慘遭打罵，從小養成這樣的習慣後，即使是長大也很難改，只要覺得被指責或被攻擊，就會自我防禦，以避免被處罰，因為這是他從小學習到的生存方式。

所以當你發現先生做錯事時，先不要指責，例如聞到稀飯好像燒焦了，只要先和顏悅色的提醒他稀飯好像有些燒過頭了，似乎聞到焦味，請他能不能去看一下，順便攪拌一下，然後跟他說聲謝謝，他就不會因為覺得被指責攻擊，而習慣性的自我防禦。

彭女士說她其實平常的確是蠻兇的，不但不溫柔，也從沒跟先生道過謝，現在可以理解先生為什麼總是那樣反應了。

即使親如夫妻，也要懂得彼此尊重，說話客氣，才能相親相愛，相處愉快。彭女士在理解先生的反應，不再生先生的氣之後，肩膀僵硬疼痛的問題當場就消失了。

我接著請彭女士做了調整生氣（甩還宇宙法）和五分鐘能量運動中的開天闢地兩個能量運動。然後請彭女士再走一走，她就走得非常好，很開心地告訴我，她的膝關節不痛了，整個人都輕鬆起來。她在看診之前，從朋友那裡聽說我不開藥但可以治好她的病，她還半信半疑呢！

其實彭女士是自己治好自己的，我只是幫助她看到自己的問題，一個人生病能夠治癒，往往是自己願意改變。當我們不再對他人生氣，願意原諒他人，我們的身體自然就能放鬆，關節能量也可以順暢的流動，身心就能感覺輕快。

所以靜思語說：「原諒他人即是善待自己。」

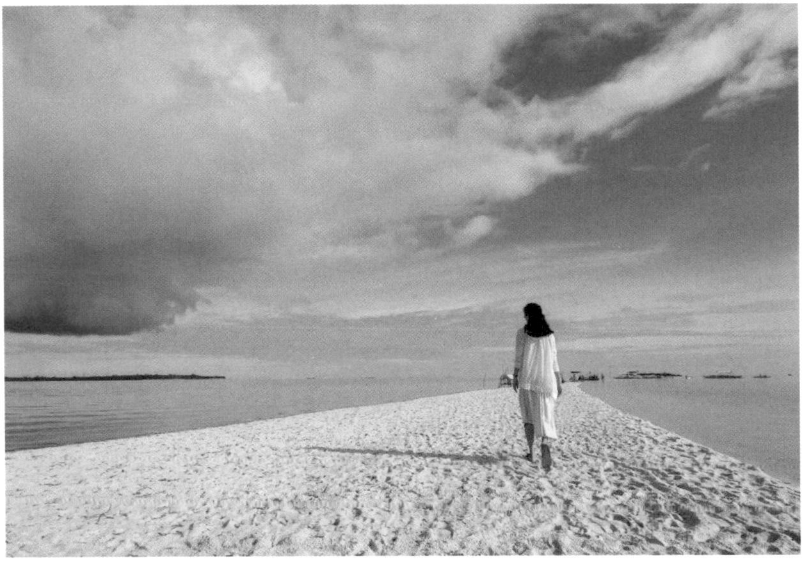

8 放下賭氣，胃就不再脹氣

有了情緒卻沒有得到適當的發洩，就會累積在臟腑或經絡中，就像垃圾積久了就容易堵塞，慢慢的就會造成不適甚至疼痛。

陳女士是因為肚子脹痛來看診的，三年多前病發，嚴重的時候，曾經持續一個多月都因為腹部脹痛不已，嚴重到晚餐完全無法進食，朋友們都調侃她是仙女，可以不用吃東西，其實她是已經痛到整個背都拱起來，如果好不容易睡著了，也常會痛到醒過來。前段時間突然又再出現劇痛，強烈的痛楚讓她幾乎無法呼吸，試著用按摩的方式也無法紓緩。後來送到急診室，在醫院進一步檢查後，被診斷為十二指腸潰瘍穿孔，也動了手術。手術之後一直脹氣疼痛，看了很多不同的醫師，也吃了藥，但都沒有改善。經由朋友推薦才來讓我看診。

三年多前她和先生開始自行創業，先生經常抱怨她和以前不一樣，以前在職場上，陳女士是個毫無顧忌，勇往直前的人，凡事兵來將擋，水來土掩，什麼都不怕。但自從幾年前接觸了佛教，了解到因果業報，所以開始改變自己，凡事小心謹慎，不再說不該說的話，不做不該做的事。

先生覺得陳女士變得懶散，不像以往那麼積極努力，所以經常與她起衝突，不斷的用言語刺激陳女士，希望她能積極一點。直到後來因為陳女士身體頻頻出狀況，先生才不再逼迫她，反過來強迫陳女士要多休息，不要再拼命，把事業先放下來，或乾脆不要再做了。但是陳女士心裡卻常想：「以前都是你在逼我，要我做，我就做給你看啊！」對於先生態度的轉變，陳女士有些賭氣，有一點像是要報復先生的意味。

陳女士的問題在於一方面想改變以往橫衝直撞的做事態度，試圖變得較為柔軟與謹慎，但一方面又受不了先生的言語刺激，賭氣想拼命做給他看。心理的衝突與抗拒讓自己的身體產生很大的能量不協調，尤其是胃。在調整情緒及身體能量場後，陳女士長期的症狀當下就完全消除了。

對此，陳女士感到不可思議，但我告訴她，她的腹脹胃痛能夠消除，是因為她願意認同我所說的話，放下對先生的報復與賭氣，並且對先生產生感恩與愛的心。當我們的心願意改變，我們的身體自然能夠跟著改變！

情緒是自己的，不是別人的，有了情緒卻沒有得到適當的發洩，就會累積在臟腑或經絡中，就像垃圾積久了就容易堵塞，慢慢的就會造成不適甚至疼痛。最明顯的，就是很多人壓力一大，肩頸就痠痛；一緊張，胃就不舒服，一恐懼，心就亂跳；一生氣，就面紅耳赤。種種的生理反應，其實都是情緒帶起的。

情緒出現經常是因為自己的期待沒能被滿足，這時試著坐下來，想像自己把期待放掉，不帶期許的去理解人或事本身，然後去感受自己身和心的反應，看看那些憤怒或不甘等各種情緒還在不在。往往我們會發現情緒是來自自己的期許，一旦放掉期許，那股氣就會變淡，甚至消失不見。

之後陳女士寫信告訴我，她與先生的互動好多了，當她懂得如何與先生溝通，懂得去尊重與愛自己的先生，慢慢的讓先生也願意接觸自己的宗教信仰。

此外，原本腹脹的狀況有了很大的改善，即使偶有不舒服，也能夠將肚子裡的氣體藉由嗝氣及排氣的能量運動方式排除。而以前手按壓在開刀的傷口上時會感到疼痛，現在已經不會痛了。當她再把手放在關元穴上冥想時，原本好像有塊石頭堵在上腹的不適感，現在也都消失，彷彿是石頭已被放下，感到十分輕鬆。

最重要的是在陳女士心裡有不同的體會，以前她的先生對她說出某些話時，雖然明知道自己毋須過度介意，但內心仍無法避免抗拒討厭的感覺，現在再聽到那些話題時，彷彿可以聽到一個聲音在提醒自己，情緒則自己的問題與責任，別人無須為我的情緒負責！一想到這個，便能避免自己再鑽牛角尖了。

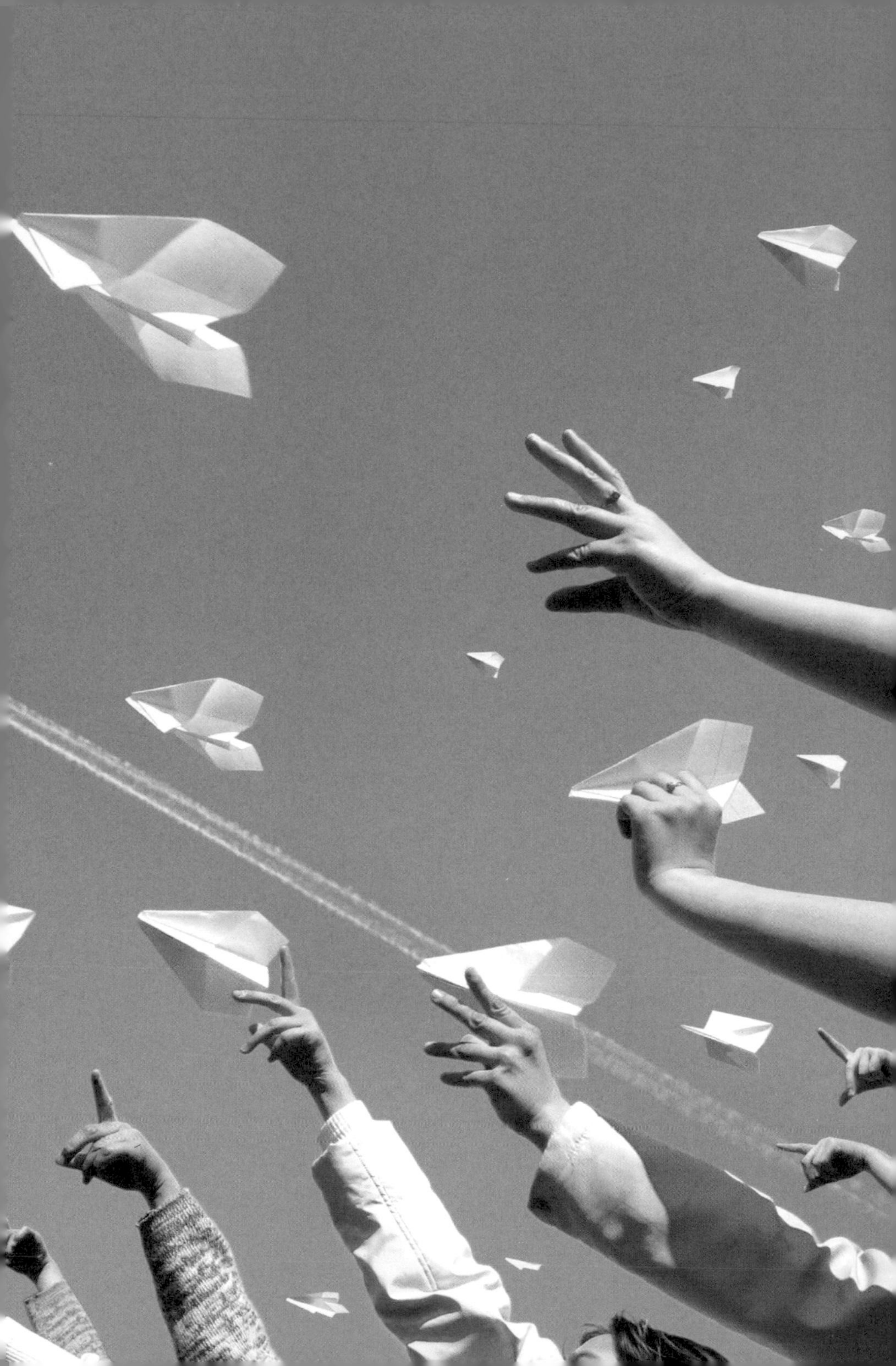

chapter 4

以接受代替恐懼，放手就能放心

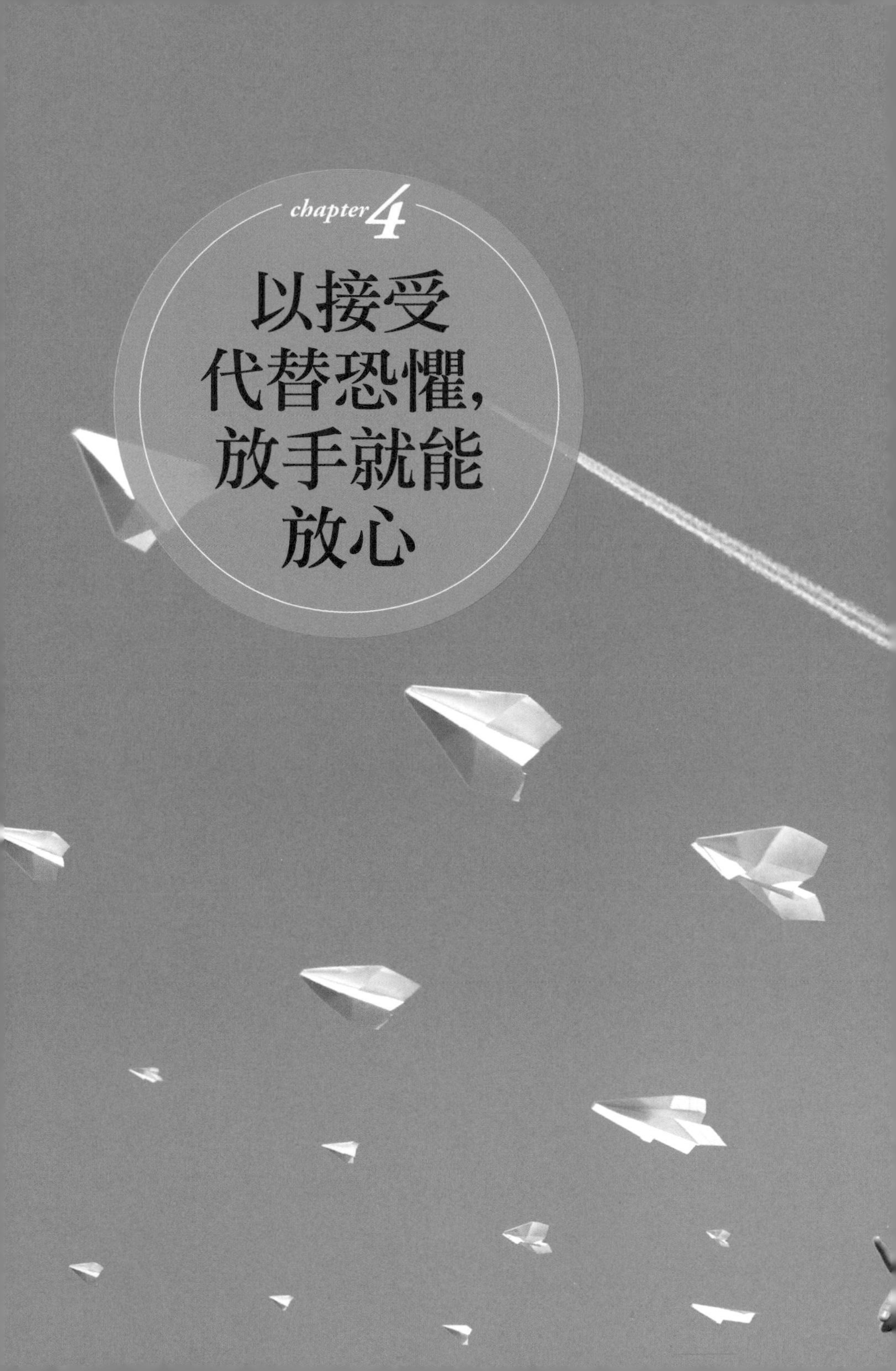

1 美貌易逝，智慧才長存

只有內在的充實與智慧的增長才能讓心安頓自在。所以我們要常常省思自己的所作所為，看清自己的心念。

診間來了一個衣著光鮮亮麗，穿戴珠光寶氣的病人，雖然看起來比實際年齡年輕許多，但卻面帶愁容，臉上沒有光澤。病人有嚴重的睡眠問題，煩惱也很多。

事實上，病人因為長得很漂亮，所以年輕時追求者眾，後來嫁了個很有錢的老公，不愁吃穿，出入都有傭人司機伺候，很多人都羨慕她的好命。

但其實病人的生活並不像外界看到的那麼愉快，由於先生工作繁忙，應酬多、朋友多，又常跑中國做生意，所以經常不在家，病人私底下總是非常擔心老公有外遇，或是家裡的生意會不會出狀況。

這幾年病人明顯感覺自己老了，雖然努力保養身材樣貌，也會去做微整形來除皺美白，但還是覺得自己不再像從前一樣貌美，因此心裡又慌張又難過，老是擔心得睡不著覺，朋友都說她想太多了。

我問病人平常都做些什麼？病人說她每天的生活就是去健身房、美容院、做

SPA、下午茶、看電視、逛街買衣服，和幾個朋友約了打打小牌，偶爾聽聽音樂演唱會或看看服裝秀，如果沒有把所有時間填滿，她就會覺得心慌。

這位病人的恐懼、擔憂以及不安，源自於下列幾個因素：

①上癮行為：所謂上癮，即是不做某些事時，身心便感覺不安，有所渴望。例如：逛街、購物、按摩、喝酒、上夜店、去網咖、上網、看電視、整形、打麻將等活動，這些行為會讓我們暫時享有短暫的滿足感和解脫感，容易為之著迷，一不小心就會上癮，如果不去做就感到不自在。

②生命沒有意義和價值：人類生命的動力在於找到意義，沒有意義的生活，會使人枯萎、恐懼、不安，無法感到喜悅。人可以承受巨大的煎熬與痛苦，只要在其中能感受到生命的意義，就好像母親為了迎接一個新生命，願意經歷懷孕分娩時的極大痛苦。

③無法自我反思：很多人容易受到外在加諸自己的種種判斷來認識自我，影響自我認同，所以要常常自我反思，想想：「我是不是需要別人的讚美、認同、羨慕，來肯定我的存在及價值，進而感覺自己高人一等？」如果快樂是建築在種種條件上，例如：物質、美貌、身材、孩子或伴侶的成就等外在因素，那麼生命就會充滿恐懼、擔憂與害怕，因為這些外在的東西都是會隨著時間及無常而改變的。

只有內在的充實與智慧的增長才能讓心安頓自在。所以我們要常常省思自己的所作所為，看清自己的心念。思考自己去做一件事的背後動機，了解為什麼想做，才能正確判斷一個行動會帶來的結果。

一件事如果不去做，內心就感覺不自在，表示其實是帶有執著心才去做這件事，即使做的是好事，背後也可能存在著期待與貪念。

生命的意義來自於「自利利他」，而自利的最好方式在於「淨心」，只要心無罣礙，自然不會有所恐懼、不安、痛苦、怨恨等負面感受，因此淨心是最大的喜悅泉源。

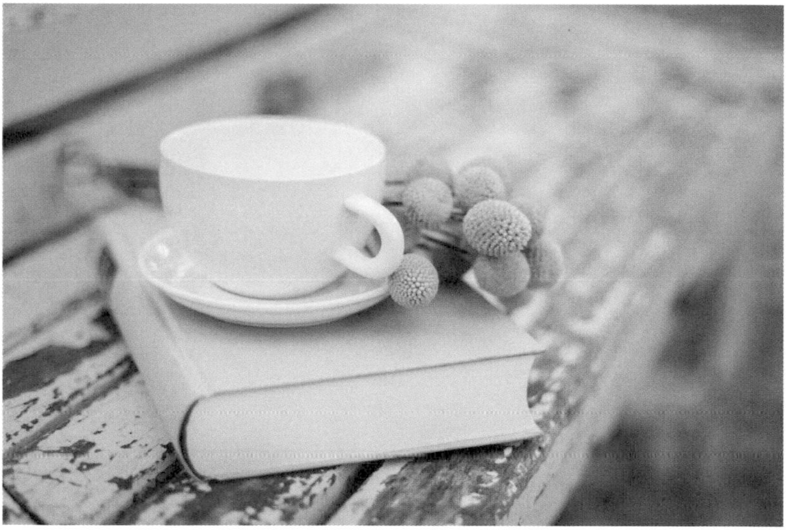

2 如何優雅地老去

一個人無論到了幾歲，只要能喜愛及欣賞自己，生命就不會被老化所限制

隨著世界人口結構逐漸老化，抗老市場一年估計有高達兩千億美元的商機，並且還在逐年上升。很多人談老色變，各種除皺、祛斑、拉皮、保養、彩粧、假髮、染髮、醫學美容等商品，只要跟抗老沾上關係，就容易大賣。

之前去觀摩一個身心靈工作坊，從髮根新生的白髮觀察到，幾乎所有女性學員都染髮，即使是帶領的女老師們，也都染髮化粧。雖說打扮自己，讓自己賞心悅目，在現代社會稀鬆平常，但是這些行為的背後其實透露出對自我不夠好、不夠美、不夠年輕的念頭。

翻閱報紙、雜誌、戶外看板、電視、網路等媒體，都洗腦一樣的提醒我們不夠瘦、不夠美、不夠白、不夠年輕，人生彷彿非得美容，使用化妝品、保養品、減肥藥才能得到快樂、活力與幸福。

女性還要穿戴馬甲束腹勒緊腰腹，用鋼圈撐托集中胸部，甚至緊到連呼吸都

有困難。男性也一樣不斷被媒體洗腦，白髮要染髮、掉髮要植髮、禿髮要戴假髮、有皺紋要拉皮，外貌不佳在職場很難佔到優勢，所以很多人都對自己的外貌惶惶不安。

電視、電影、小說也不斷強調年輕美麗才能得到幸福，對照老人孤單寂寞的身影與與疾病纏身的痛苦，少有年長者生活愉快的正面形象。

當我們追求大眼睛、小臉蛋、大胸脯時，便會加深對小眼睛、大臉、小胸部的厭惡、歧視和抗拒；當我們吹捧年輕等同幸福的概念，無形中便加深對身體自然老化的恐懼和排斥。

然而即使靠手術、化妝、減肥、染髮等作為，都不可能療癒內在對老化的恐懼和自慚形穢的感受。當所有面具卸下時，那些莫名的恐懼與不安依然存在。

行為背後代表著心念，追求年輕美麗的行為背後，代表著「我不喜歡現階段的自己，我害怕變老」。其實老化不見得沒有行動力，所謂「老人」的定義，幾歲算是「老人」，其實都是社會文化的制約。

以前的人說：「人生七十古來稀」，民初時代，四、五十歲就被認定是老人，現代人平均壽命高達七十幾歲，六十五歲退休還有人認為太早，應該延到七十歲。很多年長者退休後還開創事業的第二春，或是開始爬山登百岳，從事富挑戰性的活動，一個人無論到了幾歲，只要能喜愛及欣賞自己，生命就不會被老化所限制。

認為老人就沒有行動力的想法，其實都是受外在環境影響，年齡大小並沒有絕對的意義。人的行動力會衰退是因為個人開始降低，甚至停止活動的緣故，當一個人沈迷於電視或網路，認為自己老到不能參與各種活動時，活動力就會愈來愈弱，所以治療退化性關節炎最好的方式反而是多活動和多走動。

其實每個人生階段都可以是最好，最完美的。隨著生命的成長，人會比年輕時有經驗、有智慧，有更多自在和自主的能力。很多人退休後投入社會公益或從事環保回收工作，讓生命繼續發光、發亮。

嚴長壽先生早已屆退休年齡，但是他的活動力和投入社會的力量，卻隨著年齡增長不斷增加，對社會的影響層面也愈來愈廣。

新加坡的國寶許哲女士，活了一百一十四歲，一直到生命盡頭都還是充滿元氣在幫助別人，往生前三個月受邀來台時，許女士仍然耳聰目明、頭腦清楚，並且還可以自由自在的行走，要不是出門在外，她的助理擔心安全，所以要求她坐輪椅，否則在旅館裡許女士可是行動自如。

單國璽樞機主教一生奉獻給世人，沒有所謂的退休，八十五歲那年被診斷得了肺腺癌，當醫生宣告只剩下四個半月的生命時，他不僅沒有放棄生命，反而毅然決然要發揮自己最後的「剩餘價值」。

單國璽樞機主教開始馬不停蹄在全國各地監獄、學校、機關穿梭，進行「生命告別演講」，原本預定的巡迴演講只排到二〇〇七年底，但愈來愈多邀約讓他的行程不斷延長，最後他比醫師的宣告的四個半月，還多活了將近六年。單先生曾經說過，生病後的人生階段，反而是他一生奉獻最多，最有意義的階段，得了癌症反而成為他生命中非常珍貴的禮物。

任何階段的生命都有它的美好，只是往不同的方向走去而已，打開我們的心迎接每個改變，恐懼老化是被誘導，被框架的，試著重新設定對老年或老化的想法，銀髮時光可以成為生命最有價值的歲月，無論年紀多大，或是生了什麼病，人人都可以是充滿活力的社會中流砥柱。

生命是不斷的學習與成長內化的過程，安然的接納所有的變化，自然能體會生命的本然圓滿，做到優雅的老去。

有讀者跟我說，要坦然接受老去的事實，是那些對外表真的很不在意的人才能做到，大部份人都不希望自己又老又醜。

其實接受老去，並不是對外表不在意，而是沒有內在的恐懼。老化被社會等同於醜陋，其實就是個最大的制約，就如同廣告不斷強調大眼睛才漂亮，所以大家就一窩蜂的去割雙眼皮。其實小眼睛自有他的魅力，很多西方人就特別欣賞東方人的細長眼睛，覺得十分漂亮且具吸引力。

老人也有老人的美，那是從歲月中經歷人生，對生命豁達的智慧之美，人要隨著歲月成長，讓美麗由內在散發出來，一心追求外在永恆的年輕，終歸注定失敗，就像衣服只會愈洗愈舊，但是舊衣有舊衣的寶貴，尤其是自然材質的衣服，更是愈洗愈好穿，愈舊愈舒適。

願大家愈老愈優雅美麗，歡喜迎接人生的每一個階段。

3 鬆開手，你就擁有全世界

萬事萬物，包括人的生命，自有其因緣，沒有強求，就不會有得失的痛苦。

最近一位家境富裕的朋友來家裡小住，我發現他並不快樂，而且壓力很大。相處幾天後才明白他的不快樂來自於他有太多的不安全感，同時也缺乏了愛。

平常我們在家裡幾乎都不鎖門，偶爾出去一下，也不會上鎖，對此朋友覺得不可思議，認為這樣實在太危險，每次出門他總得上好幾道鎖，外加設定警報系統，才會覺得安全。另外，他對金錢的不安感也很強，即使已經那麼富有，還是覺得不夠。他認為步入老年會需要很多很多錢。包括每天輪三班的長期照護人員、龐大的醫療費用、行動不便要聘雇的司機，以及幫忙煮飯清掃的人等，加上未來工資可能愈來愈高，所以自己現在一定要努力賺錢才行。

因為對生命有太多的不安與恐懼，所以壓力很大，花很多時間在賺錢存錢，而不是陪伴家人，好好活出自己生命的意義。他說他很羨慕我們，雖然沒有任何房產，也沒有太多財產，但是活得自在快樂，還有很多我們愛也愛我們的人。他很好奇為什麼我們不會擔心未來呢？

我告訴他，不擔心被偷是因為家裡沒有什麼值錢的東西，何況物有物命，如果不屬於我，留也留不住，我們無法控制物品何時會崩壞，個人只有使用的權利，並沒有所有權或控制權，所以我們無法命令一個物件不要壞掉，就好像命令我的車「不准損壞」一樣的徒然。該歸我使用的，別人拿也拿不走，不該歸我使用的，即使求也求不來。就好像有些人摩托車連鑰匙都忘了拿下來，車子也沒有被偷；有些人摩托車買了一輛又一輛，即使是中古車，層層上鎖卻還是不斷的遭竊。萬事萬物，包括人的生命，自有其因緣，沒有強求就不會有得失的痛苦。

至於對老年生活的不安與恐懼也幾乎沒有。生命該走就會走，但當我們活著的時候，就努力讓生命充滿愛，好好的愛人與自愛。

我們所作所為都是為了提升自我與他人，讓更多人生命更美好、充滿更多的愛，所以我們的生命可以美好，可以得到很多的愛。當我們有病痛的時候，懂得透過內觀清楚的觀照，不怨、不恐、不氣，心平氣和的面對，不斷的練習活在當下。

每個人每天都一樣有二十四小時。我把時間花在哪裡，我的成就就會在哪裡。如果我花了很多時間賺錢，那我的成就就會是了解如何賺錢，至於會不會有錢，其實牽扯到個人福報的問題。如果我的重心在於外貌，花很多時間上美容院、整形、健身、買漂亮衣服等等，那麼我的外貌就會比沒有用心經營外表的人來的精緻。如果我的重心是健康，我會花時間買好的食材、烹煮健康食物、適度運動、調整壓力、禁菸酒、不外食、不熬夜，那麼身體健康的可能就會高得多。如果我的重心在經營溫暖的家庭，那麼我會花很多時間瞭解與陪伴家人，擁有很多和家人相處的美好記憶。如果我的重心是自愛及愛他人，那我會花很多時間幫助自己和他人內在的成長與提升。

我們把花時間在哪裡，收穫就會在哪裡。

當我們年老病重時，需要的絕不只是看護的照顧，我們也會需要關懷和愛，但如果年輕時不懂得對人付出關懷與愛，年老時就很難得到關懷與愛。如果年輕時只懂得汲汲營營，一心賺錢，年老時就只能靠錢來過活。

很多人認為努力賺錢供孩子讀私立學校、學習才藝、吃好、穿好、用好，要求孩子成績要好，要這樣，要那樣，種種的要求才是在愛和關懷孩子，那麼等我們老了，孩子也會這樣對我們。這樣教出來的孩子會努力賺錢，好讓年長的父母可以去住好的醫院或老人院，也會要求父母要多運動、多吃蔬菜，透過種種要求來表達他們的愛，就像當年小的時候

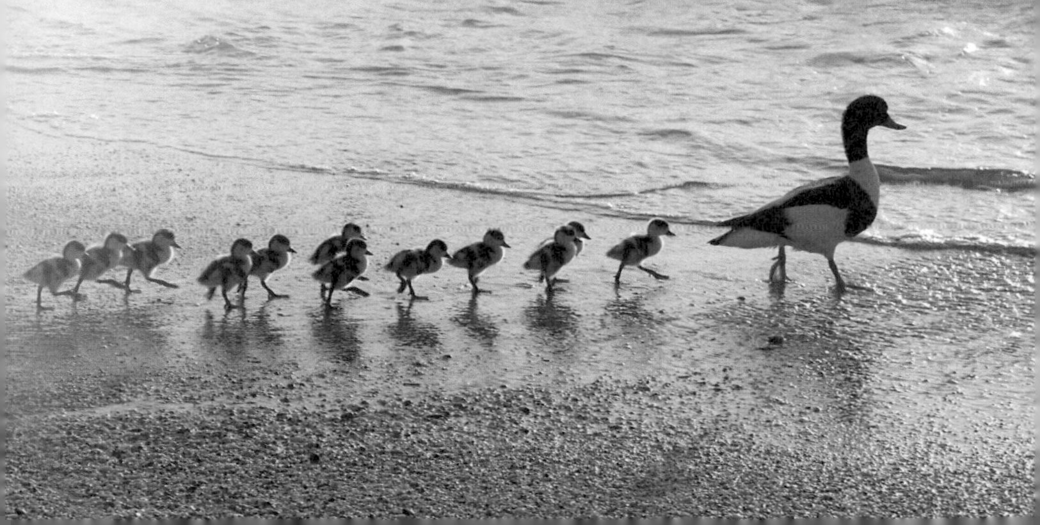

父母對他們的方式一樣。

但是讓孩子感到幸福與被愛的，並不是讓他去讀私立學校，或強迫他學習才藝，而是父母願意花時間陪伴，跟孩說故事、帶孩子去海邊玩、去公園野餐郊遊、傾聽孩子的話。我們如果用錯方式愛孩子，孩子就沒有機會學習如何充滿愛心的好好愛我們。就如同讓年邁父母感到幸福的事，並不是讓他住好的療養院，或是幫他請二十四小時的幫傭，更不是強迫他吃昂貴的健康餐、保健品，或是逼他每天都要去健身房運動。老父母的幸福快樂可能是我們願意陪他聊聊天，帶他出去走走，跟他吃頓飯、看場電影、逛街旅行，尊重他生命和生活的選擇自由。

大家可以上YouTube看看一部影片《加拿大廣告：你的最後10年會是怎樣？》，影片中以兩種截然不同的老年生活，提醒我們即使年紀再大，只要擁有健康的身體，能夠行動自如，便能享受生命中的種種美好；否則即使不愁吃穿，身邊有家人陪伴，卻天天住院吃藥，事事仰賴他人，無法自由行動，就很難發自內心感到快樂喜悅。

4 為什麼我的生命總是惶恐不安

一位母親如果曾經拿掉孩子，一般都會出現不知名的恐慌、沮喪、憂鬱、焦慮等情緒，甚至失去了生命的動力。

受朋友之託，到台北諮商一位病人，病人是一位長得很美，但是面無表情的中年婦女。她這幾年已經企圖自殺好幾次，也多次住進精神科病房，患有嚴重的失眠及恐慌症，經常不斷地做惡夢，夢見死人。病人也常常覺得焦慮不安、恐慌無助，即使精神科醫師不斷加藥，病人還是經常緊張得全身發抖，害怕得要命，每天都要吃至少七、八種藥物，但仍然覺得生命愈來愈沒有動力，全身僵硬不舒服。

病人告訴我，幾年沒見到的朋友看到她都嚇了一跳，以前病人是精神奕奕，漂亮時髦，非常有自信的女強人，對照現在完全沒有動力，發胖浮腫，整個人憔悴不已。她這幾年跑遍各大醫院精神科，也很配合的做了許多心理諮商，但還是每下愈況，除了莫名其妙的焦慮不安、徬徨無助，即使用藥也壓不住病人的症狀，只是愈吃愈多的藥，所以病人常常有尋死的念頭。

直覺告訴我，病人應該曾經墮過胎。我問病人是否曾經拿過小孩，她說有，而且不只一次，她拿過的小孩非常的多，多到自己都記不清楚了，仔細回想自己曾經墮過的孩子，竟然高達十個。

一般我們以為被墮掉的孩子就此消失不見，然後就沒事了。但在宇宙裡，生命不會無故消失，被拿掉的孩子的能量場依舊存在，也會影響在世的我們，而且影響所及不是只有墮掉孩子的母親，其他活著的孩子們也可能受到影響。在我的臨床經驗裡，一位母親如果曾經拿掉孩子，尤其是墮過好幾個孩子的母親，一般都會出現不知名的恐慌、沮喪、憂鬱、焦慮等情緒，甚至失去了生命動力，更嚴重的會有自殺的想法或行為出現，而且通常不是一般精神藥物可以醫治得了。

我陪著病人靜下心來，用心一個一個的去看到失去的孩子們，對每個離開的孩子都花時間真誠的跟他們說對不起，去感受孩子們的存在，然後把離開的孩子們接回自己的心中，好好的疼惜及撫慰他們，同時為孩子們發下好願。

當病人逐一真誠的看到了每一個曾被自己遺忘的孩子，也把他們都接回自己的生命裡和心裡，這位病人的身體就放鬆了。病人告訴我她不知道已經多久沒有這樣放鬆舒服的感覺，那種恐慌不安感完全消失，感受到生命力重新回來。

之後，我們互相擁抱了許久，一起感受病人生命中的愛與力量重新注入的感覺，同時去感覺我們周遭充滿了祝福與愛的能量。

每個生命都需要被看到、被珍惜，即使是無緣來到世間的孩子，也是一樣。

5 你在為身心下負面指令嗎？

處理恐懼的方式很容易，
要先看清楚害怕的根源，然後破除它或接受它。
大多時候，我們只是自己嚇唬自己。

有位女病人因為身體燥熱不適來看診，我教她排寒氣的方法。先將四分之一的衛生紙捻捲成細細長長的一條，輕輕放入鼻孔中，以上下輕搓或來回轉動的方式搔弄鼻腔上端深處，人便會不由自主想打噴嚏或流鼻水。

這個方法我教過很多身體容易忽冷忽熱、頭昏腦脹，或是因為感冒久咳不癒的病人做過，很多人反應效果很好。不過這位女病人說以前也有中醫教過她這個方法，但因為她非常害怕衛生紙在鼻子裡面的感覺，覺得衛生紙好像會穿過鼻腔，從嘴巴跑出來，光用想的就非常害怕，所以從來沒有成功過。

我告訴她衛生紙很短，最多只能碰到鼻子裡面而已，加上衛生紙又軟，完全不可能會穿過任何地方，女病人試著把衛生紙輕輕的放進鼻孔前端，口中卻不斷地說著：「好可怕！我不行啦！我很害怕啦！我無法把衛生紙放進鼻孔裡啦！」

我請女病人換個說法，試著告訴自己：「我很勇敢，我有足夠的勇氣，這是件小事，沒問題，很簡單！」女病人接受我的建議，照著我的說法告訴自己，沒多久，她就把衛生紙順利的放進鼻子，甚至還覺得衛生紙太短了，女病人覺得簡直是太神奇了，這麼簡單的事，不知道自己之前為什麼會怕成這個樣子，真好笑。

女病人之所以覺得害怕，一是誤認為衛生紙會穿過鼻子從嘴巴出來，雖然鼻子和嘴巴相通，但其實有一段距離，加上衛生紙又軟，而且我們截取的長度也很短，衛生紙不可能會穿過鼻子從嘴巴跑出來。

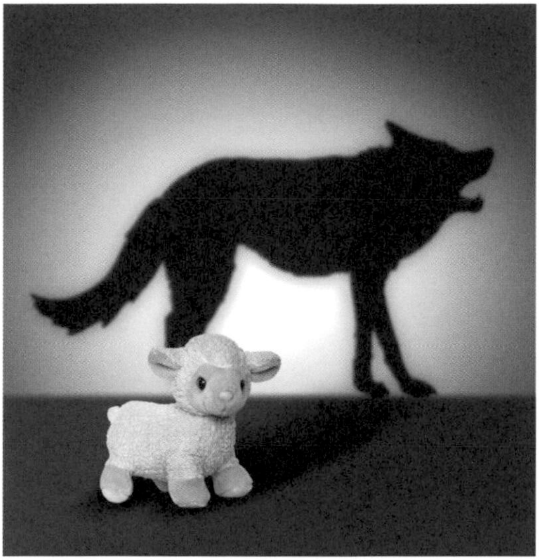

另一個更重要的因素，其實是病人不斷的告訴自己：「我好害怕，我不行，我做不來，不可能啦！」這些負面的印象，當我們不斷的對自己下這種指令時，我們的身體當然會做如是的反應。

處理恐懼的方式很容易，要先看清楚害怕的根源，然後破除它或接受它。大多時候，我們只是自己嚇唬自己，是自己在告訴自己事情好可怕，我好害怕，我沒辦法，才讓自己陷在恐懼中而無法克服。

學習內觀的人都知道，當人專注地觀看什麼，什麼就會消失；抗拒什麼，什麼就會放大。就像疼痛，當我們把注意力放在直視疼痛本身，我們會發現疼痛會慢慢變弱，然後消失，但是如果我們抗拒疼痛，那麼疼痛就會愈來愈明顯，愈來愈強烈，當我們專心到物我合一的時候，就不存在彼此之分，疼痛立刻消失。

就像有些人很喜歡蜥蜴、恐龍一類的爬蟲類動物，覺得他們可愛得不得了，但也有些人對蜥蜴、恐龍打從心裡的害怕厭惡。事實上，蜥蜴或恐龍本身沒有好壞美醜，而是人自己的價值判斷給他們下了好壞的定義。

當我們面對讓自己非常恐懼害怕的事時，得要學會告訴自己：「我可以有足夠的勇氣做這件事！我沒問題的！這件事很簡單！」一切唯心造，心念轉了，事情就轉了。

當我們帶著欣賞和愛，就會看到人事物美好的地方，就如同母親的眼裡沒有醜陋的孩子，原因在於母親是帶著欣賞和愛去看待自己的孩子，即使別人覺得這個孩子怎麼醜成這個樣子，媽媽還是會覺得自己的孩子美得像天使。所以只要抱持著欣賞與愛，恐懼就會消失。

很多事是練習過來的，如何面對恐懼，進而克服恐懼，是必須透過不斷的練習才能慢慢的做到，並沒有捷徑可循。當然，有些恐懼的感受是來自過去的經驗和情緒記憶，累生累世的經歷所累積下來的恐懼，就得要求助專業，像是透過情緒能量場的調整釋放，或經由禪修內觀等方式才能改善。

其實感受就只是感受罷了，透過禪修我們可以更自如的讓感受自由來去，對任何升起的感受都不迎不拒，慢慢的就能夠讓身心自在。

至於排寒氣的方法，因為現代人夏天習慣開冷氣，加上愛吃冰冷食物，或不時在忽冷忽熱的環境進進出出，所以容易導致寒氣滯留，產生耳鼻喉阻塞的問題，所以治療的方式就是排寒氣。

有些人剛開始排寒氣時不會打噴嚏，反而會流很多眼淚，這時要先擤鼻涕，擤乾淨後再繼續排寒氣，因為鼻子如果塞住了就比較不敏感，所以一定要先把鼻子擤乾淨才能搔癢，有的人甚至要重覆擤鼻涕幾次後才會開始打噴嚏。擤鼻涕時不宜太過用力，免得因為微血管脆弱破裂，導致流鼻血。也有些人剛開始排寒氣的表現是咳嗽，咳了好一陣子才開始打噴嚏，這都是正常的反應。要繼續做到就算搔弄鼻孔會覺得癢，但也不會想要打噴嚏為止。

6 如何克服恐懼

透過不斷的觀照，我們會愈來愈清楚自己的起心動念，以及身體的種種感受，進而與所有的感受和平自在的共處，所有一切，本來就是自我內心的創造。

很多人以為我天生就很勇敢，好像什麼動物昆蟲都不怕，說我是奇女子，好奇我怎麼會這麼有勇氣，問我該怎麼訓練自己才能克服恐懼，不再感到害怕。

其實我以前也很怕老鼠、蟑螂、蛇這些動物，走夜路的時候也會心裡毛毛的，擔心萬一有壞人，或甚至有鬼出現怎麼辦。

因緣際會下，我開始透過內觀禪修的訓練，學習如何不去逃避「害怕、恐懼、厭惡」等種種感受，學著和所有的感受真實的共處。我試著清楚的看著自己的感受，不抗拒、不排斥，只是如實的觀照著，讓各種內心浮起的感受自由的來去，漸漸的，心就慢慢的平靜下來了。

一般人面對恐懼的感受經常會選擇逃避，或者厭惡，或者把自己縮成一團，結果反而身不由己的被情緒拖著走，以致愈陷愈深。

有的人很害怕和抗拒蛇，一看到蛇就不斷地尖叫躲避，刺激交感神經愈來愈亢奮，導致身體肌肉愈來愈緊繃，心跳血壓不斷升高，全身冒冷汗等症狀一一出現，而這些交感神經受刺激所引起的生理反應，其實只會讓我們更加的不安與害怕，如此的惡性循環，最後其實就是自己嚇自己！

如果看到蛇，我們覺知到自己有恐懼的感受，告訴自己：「我願意選擇面對和接受恐懼的感受。」可以試著慢慢的深呼吸幾次，把自己先穩住，觀察自己呼吸的頻率和身體的變化，深刻的看清楚什麼是恐懼，去觀察自己感受到的恐懼究竟是什麼，以及身體感到恐懼時所產生的相對反應。當我們開始觀察自己身體的變化時，我們會發現所有的感受其實既不真實，也非永久，自己愈能清楚的觀察、面對和接受各種感受，感受便會消失的愈快。相對的，如果我們討厭、抗拒或不願意面對事物所帶給自己的感受，這些感受反而會形影不離的緊緊跟隨。

因此，透過不斷的觀照，我們會慢慢的愈來愈清楚自己的起心動念，以及身體的種種感受，進而與所有的感受和平自在的共處，所有一切，本來就是自我內心的創造。正如心經所描述的：「心無罣礙，無罣礙故，無有恐怖，遠離顛倒、夢想、究竟涅槃。」要克服恐懼，我們要先學著觀照自己的感受，願意正視恐懼開始。

心平靜了，智慧和慈悲就會升起，不只不會害怕任何動物，還會對所有的生命自然而然的升起一份深愛與祝福。

7 知道但是做不到

練習心力的方法有很多種，不外乎是持續地、有意識地練習當下的覺察、覺知，在一次又一次地練習後，內心就會愈來愈有力。

診間常碰到病人對我抱怨，說他現在已經明白自己的苦來自哪裡，我說的道理他都懂了，但就是做不到原諒、接受和放下，這樣該怎麼辦呢？

要成為一位好的游泳選手必須經過長期嚴格的訓練，未經訓練的人，可能連漂浮都不會，更別說要游得又快又好。同理，沒有經過鍛煉的心是無力的，容易不由自主的被環境、他人、情緒等因素影響，久久不能平復。

今天就算有人教我游泳的方法，告訴我如何擺動身體、如何划動手腳、如何換氣等資訊，即使我清楚的知道怎麼做才能游得好，也不代表我就會游泳，更不可能馬上就成為傑出的游泳選手。相同的，即使明白了控制情緒與心念的道理，也不等於有能力能夠控制自己的情緒和心念。

但是明白道理是一個很好、也很重要的開始，從這個起點出發，我們可以透過不斷的練習，來調服自己的心。

剛開始可能會很困難、很彆扭，甚至於很痛苦，覺得自己離目標好遠，可能永遠也達不到，過程中或許會很抗拒、很挫敗，因為要從內到外，安守自己的心念和言行，是一件不容易的事。很可能跟自己原本的習慣、習性相左，甚至背道而馳，就好像游泳的初學者，剛開始總是很容易嗆到水，經常手忙腳亂，在水中不時感到無法呼吸，甚至快要溺斃的恐懼等等，但只要持之以恆不斷的勤奮練習，慢慢的就會愈來愈順利，游泳如此，調服心念與情緒也是如此。

如果一個人不會游泳的人，因為不小心失足掉進水裡，又不知道岸邊在哪個方向，只好不斷的痛苦掙扎，大聲呼救，但如果已經知道岸邊的所在，也知道游泳的方法，這時只要靜下心，不斷

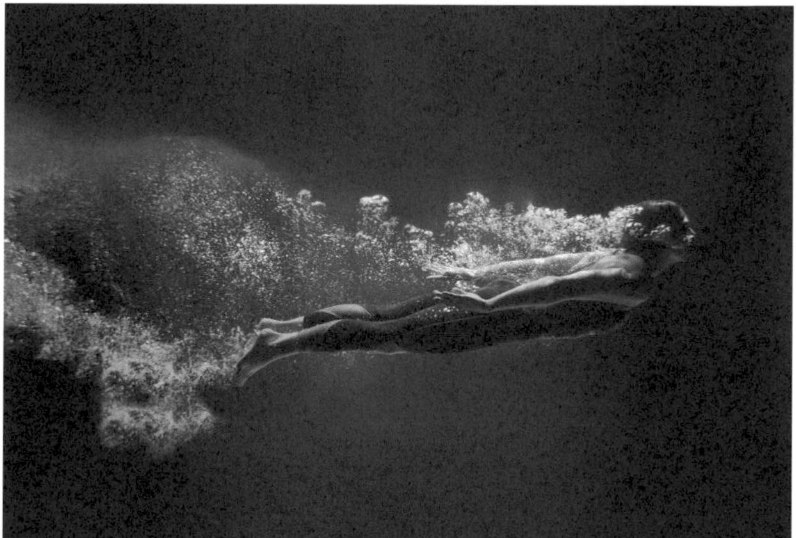

的按照方法，一點一點朝著岸邊游去，總有上岸的時候。

雖然練習心力的方法有很多種，但不外乎是持續的有意識的練習當下的覺察、覺知，真心的願意改變，在一次又一次的練習後，內心就會愈來愈有力。試著把注意力一點一點的拉回自己身上，學習如何專注在當下進行的動作，例如在行走時，注意力便放在踏出的每一步，關注著腳是如何提起，如何放下，如何著地，如何一步一步的行進。

當我們發現自己有某種情緒念頭出現時，就可以練習把注意力放在這些情緒念頭上，感受這些情緒念頭引起身體的什麼影響，例如因為某件事而感到傷心時，就把注意力放在觀察傷心時，身體的感覺是什麼，是胸口悶悶的，還是刺刺的，或者覺得痛痛的，抑或身體的那個部位變得重重的。也可以學習觀察念頭，我們常常把想法或念頭當成是自己，其實我們既不是念頭也不是想法或感受，我們是觀察者；當我們懂得當個觀察者時，我們就不容易陷入想法、感受或念頭的困境裡了。

禪修或內觀是練習當下自我覺察很有效的方法，也是每個想好好培養及訓練自我心念意識，希望讓自己內在變得清明且有力的人，可以送給自己的價值非凡的禮物。

禪修或內觀，教我們如何經由深入的了解自己，清楚的覺察自己的心念，從原本總是等到事情發生後，帶來某些狀況，才懂得開始反思，慢慢進階到事情發生的當下，心便能有所覺知，最後甚至能夠在事情發生之前，當心念生起時，便能預知到事情的發展，而安守自己的心念，謹慎自己的言行。

人很容易身心分離，就像在走路時，內心會有很多妄念不斷出現，無法專注在當下。內觀的時候，有一個幫助身心合一的練習，是所謂的「標記」。例如在走路時，右腳跨出了一步，心中就標記「右腳」，左腳跨出了一步，心中就標記「左腳」，吃飯的時候用右邊牙齒咀嚼飯菜，心中就標記「右邊咀嚼」，用左邊牙齒咀嚼，心中就標記「左邊咀嚼」，透過這樣的練習，有助於把注意力放在當下進行的事情上，讓身體和心念合一。

人應該懂得肯定自己和鼓勵自己，這個世界上還有很多人不清楚自己痛苦的來源，也不明白要如何脫離痛苦。所以如果已經知道苦的來源，但是目前還無法自我改變，是因為自己的心沒有力量，光是了解苦的來源，就已經是踏出很重要的第一步，很多事情是急不來的，愈急反而會離目標愈遠。

只要持續不斷的練習，時時刻刻能夠覺察看守自己的心念，自然內心就會愈來愈有力，情緒的起伏與外界的干擾，都會慢慢減少，生命也會愈來愈自在。在此推薦琉璃光出版社的《滴水禪》一書，給想要鍛練自己身心靈的朋友。

8

愈抗拒愈痛苦

如果我們非常抗拒改變或失去的事實，
就會非常痛苦地活著，
而且只要持續地抗拒，我們就會持續地感受那份痛苦。
一旦願意接受，就會發現其實生命還是很美好、很豐盛的。

有人問我，是失去帶來痛苦？還是抗拒失去帶來痛苦？

一個明顯的例子是，有些人失去了一條腿，卻很快的就不再因為失去一條腿而感到痛苦；有些人卻因為失去一條腿而痛苦了很久很久。實際上，如果是失去帶來痛苦，那麼同樣失去一條腿的人，都應該非常的痛苦，因為這樣的失去是永久的，所以會持續不斷的感到痛苦。

另一個例子，是一位來我診間就醫的病人，說到家裡有人得了癌症，但又不肯聽勸好好就醫，他又氣又急，卻不知如何是好。

我告訴病人，我們無法勉強別人滿足我們的要求和期待，如果生病的家人不願意或無心就醫，而是因為週遭的親友軟硬兼施才不得不去看診，那麼療癒效果通常很有限。

我們必須尊重每個人的生命學習，畢竟肉體只是短暫的存有，無時無刻不在變化中，而且必定會有毀壞的一天，所以當我們發現身體有所變化的時候，無需太過訝異或恐懼。

事實上，祝福與不帶著要求、期許或恐懼的愛，往往是我們可以給予病苦中的家人最好的禮物與支持的力量。擔憂或強迫生病的家人接受因緣尚未具足的事情，反而會加重病人和自己的壓力、困擾與煩惱。

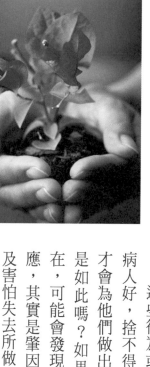

有些病患家屬會強迫病人做這做那，即使病情已經回天乏術，病人已經失去行動和意識能力，卻還被帶著四處求診，甚至到了最後關頭，依然強求醫師務必為病患進行插管、CPR等等痛苦不堪的急救，只為了延長病人的最後一口氣。

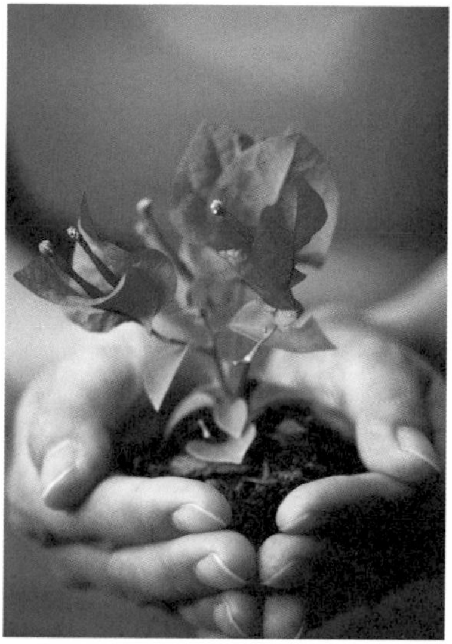

這些行為或許被解讀成愛，是為了病人好，捨不得病人，心疼病人，所以才會為他們做出這樣的選擇。但事實真是如此嗎？如果面對個人更深層的內在，可能會發現，家屬的某些行為與反應，其實是肇因於自我內在恐懼改變以及害怕失去所做的抉擇。

一旦家中有人得了重病，絕不只是病人要面對的功課，也是家屬的功課。

有些家屬會對病人感到生氣或傷心，其實身為病患家屬，應該要反思：「我究竟在害怕恐懼什麼？」很多的害怕與恐懼，是因為不願意離開既有的舒適圈，憂慮生命即將出現變化而堅決抗拒，天真的期待生命能一直維持平安順利的情況。

種種基於害怕未來、害怕改變、害怕沒有依靠、害怕失去愛……等各種執著與痛苦所產生的決定與反應，並不是真的為了生病的家人著想，而是為了無法面對恐懼與改變的自己。因為出於恐懼，所以如果生病的家人不接受我的勸說或建議，我就會感到非常生氣或傷心痛苦。

反之，如果是出於無私的愛，我們會願意陪伴、承擔與分享病苦的感受，給予病中的家人由衷的建議與祝福，會去了解病人面對改變的困難，以及面對疾病的恐懼，但不會強迫對方，更不會因為對方無法達到自己的要求而生氣。

當我們願意接受改變，願意接受生病的家人正在經歷他們人生應有的體驗與學習，了解對方的肉體正在走它應走的路，我們才能知道並且做到對病人而言最好的抉擇。我們的心會充滿祝福與愛，如同我們迎接新的生命來臨一樣，是充滿喜悅與祝福的。這樣子的話，病人也會感受到祝福與安詳，沒有恐懼、焦慮或是不安。

病人的能量場若是協調安定，該復原健康的肉體便會更快速的復原健康，若是無法修復，病人也能安詳的離開。不捨是人之常情，但有生滅的只是肉體，我們並沒有真正的失去，生命沒有所謂的來去，就如同廣欽老和尚所說的：「無來也無去，無代誌。」

如果我們非常抗拒改變或失去的事實，就會非常痛苦地活著，而且只要持續地抗拒，我們就會持續地感受那份痛苦。其實如果願意接受改變或失去的事實，很快就可以開始改善當下的情況。

一旦願意接受，就會發現其實生命還是很美好、很豐盛的，山水一樣的美，家人一樣的疼愛我們，就像失去一條腿的人，也還是能夠勝任很多工作，可以試著裝義肢、做復健，多運用還在的手腳肢體，及早學習適應新的生活方式。

如果不能接受改變或失去的事實，只是鎮日唉聲嘆氣，自暴自棄，不珍惜眼下擁有的幸福，繼續沉溺在抗拒改變與失去的痛苦中，那麼改變或失去所造成的痛苦，就會無限延長，無限擴大。

並非改變或失去帶給我們痛苦，而是抗拒改變或失去才會帶來痛苦。即使有再大的變化，或是失去了一切，有些人依然可以堅強的好好活著，畢竟人本來就是空手來到這個世界，最後也將空手離開，一切都只是生命的體驗而已。

9 嫌棄病軀，身體也不喜歡你

身體任我們使用了好幾十年，即使出了些毛病，也要感恩善待我們的身體，而不是開始去嫌棄他。

有一陣子連續看了幾個全身搔癢，但皮膚外觀看起來都很正常的病人，他們到處求診，看了皮膚科、免疫科、感染科等門診，吃了醫師開的藥，卻還是一樣的癢，嚴重的甚至連睡都睡不好，因此感到非常痛苦。

其實皮膚搔癢並不難治，只要找到病灶加以調整，莫名的搔癢就能完全消失。在這裡分享一個個案。

七十六歲的蔡女士，罹患肝癌及腎臟病，必須洗腎，就醫時都有子女孝順的攙扶著陪同到診間。蔡女士的主要困擾就是全身癢得不得了，晚上幾乎無法入睡，到我門診時，蔡女士一邊講，一邊就不斷的在身體各處抓來抓去。

我問蔡女士是否有什麼事情讓她感到很不滿意？她說沒有，因為子女先生都很好，經濟上也不成問題。我再問她，她對自己的身體感覺如何？她表示很不喜歡身體一直在生病，很麻煩也很討厭。

我跟她分享，身體就好像是一部車，車子老了，總得要這裡修修、那裡修修，三不五時進廠保養一番，車子無怨無悔地讓我們使用了這麼多年，即使已經老舊，開始出毛病，我們也要感恩車子為我們所用，給我們的幫助。

身體也是如此，任我們使用了好幾十年，即使出了些毛病，也要感恩善待我們的身體，而不是開始去嫌棄他。

其實身體並不真正屬於我們，它是物質能量體依照因緣法則合和而成，所以我們無法命令他不能老、不能病、不能壞損，身體會依循宇宙的自然法則變化，我們可以使用自己的身體如同使用車子，但卻無法命令身體應當完全按照我們的意願而行。事實上，不只是身體，所有的物質界都不屬於我們，所以我們無法命令車子永保如新、不能故障、不能掉漆、不能損毀，物有物命，一切都是按照自然法則而行，並非我們的意願可以決定。

如同我們可以緊緊握住一塊冰，宣稱我們買了它，它屬於我，是「我的冰」。但這是自己一廂情願的想法，冰並不真正屬於誰，所以我無法對它下指令，命令它不可以溶化、不可以改變，要永遠存在。冰有冰的物命，依照自然法則產生變化，無法依照我們的意願變或不變。

蔡女士在理解和接受後，願意感恩及尊重讓她使用多年的身體，在那個當下，身體的搔癢感就完全消失不見了。

蔡女士的另一個問題是關於生命的動力，她覺得人老了，什麼事都沒辦法做，只是拖累別人而已，因此覺得很痛苦。

我與她分享，其實人只要活著，都可以為家庭、為社會不斷的付出。我們可以發出善心善念，祝福家人，祝福親友鄰居，祝福國家社會，當我們發送正向的能量給大家，其實就是在為大家付出。

所以即使行動不便，無法從事太多活動，我們還是可以不斷的用意念行善，事實上，意念行善的效果非常好，也非常的殊勝。

聽過我演講或上過課的朋友，很多都有親身體驗過心念對自己和他人的影響。我告訴蔡女士，她可以用這樣的祝福方式幫助她的孩子、家人和社會，這也會為自己的生命找到持續下去的動力和存在的意義。

我也告訴她「樹欲靜而風不止，子欲養而親不待」，能夠看到父母快樂平安的活著，對子女而言就是一件非常幸福的事情，所以她的兒女們都很樂意陪她來看診。

蔡女士得知她可以如何繼續為家人和孩子們付出，而且明白她的存在對孩子而言就是一種無上的快樂，絕對不是家人的負擔之後，就很開心的與子女們相偕離開診間。

10 再健康的食材也會被「恐懼」弄餿

當我們帶著緊張恐懼的心來準備我們的飲食，煮出來的食物就會帶著恐懼緊張的負能量，

沈女士是一位長得很漂亮，但眉頭卻深鎖的有錢中年貴婦。她由家人陪同從西部來到花蓮看診。沈女士說她真的不知道該怎麼辦，因為她已經很小心自己的飲食健康，幾乎所有市面上的健康飲食書籍她都看過，但她的身體卻愈來愈差，不只是罹患乳癌，還有自身免疫系統的毛病，更糟糕的是她愈來愈健忘，很多事都記不住。

她覺得全身各種各樣的毛病弄得她生不如死，看遍了各科各類的醫生，卻都治不好她的病。她實在很想乾脆一了百了，不然這樣拖磨下去，家人也會跟著很痛苦。

我測試了她的能量系統，發現她的確有多重器官都失去能量，一般這樣的狀況大多是因為長期過大的壓力所造成。我問她發病前，生命中有什麼樣的壓力？

沈女士說她很擔心先生的健康，因為先生常常亂吃不健康的東西，讓她覺得

很生氣；也很擔心氣惱孩子們的不聽話；另外，自己又是個完美主義者，對自我的要求一向很高，因此一直都吃得很健康，也很重視規律運動和生活作息，所以很不能了解為什麼那麼努力的維護健康，身體卻很不好。

沈女士問我，她究竟應該怎麼吃才好？我告訴她，她身體的疾病根源和其他人不一樣。她的病並非出於飲食或生活習慣問題，而在於她要求完美的個性。因為事事要求完美，所以不只自己壓力很大，連旁人也很難與她相處。又因為凡事追求完美，所以總是帶著緊張恐懼的心情來準備食物和食用。就像當我告訴她可以用冬瓜薏仁湯排濕氣，她便開始緊張的詢問，冬瓜要準備幾公克？需不需要去皮去籽？薏仁要放多少量？需不需要事先泡過？應該放多少水？又必須煮多久？一餐吃多少量才適當？等等很多細節上的問題。

當我們帶著緊張恐懼的心來準備我們的飲食，煮出來的食物就會帶著恐懼緊張的負能量，如此一來，再好的食物也會變成不利於身體的食物，不管怎麼吃都不會健康。

沈女士的問題不在於飲食不均衡或生活習慣不良，而是過度緊張恐懼，要求完美，讓自己無法放鬆，所以身體才會愈來愈差。

當我們帶著輕鬆喜悅、感恩祝福的心來準備和享受乾淨健康的食物，食物才能真正的帶給我們正能量，讓我們吃出健康。

chapter 5

愛自己，療癒旅程已經上路

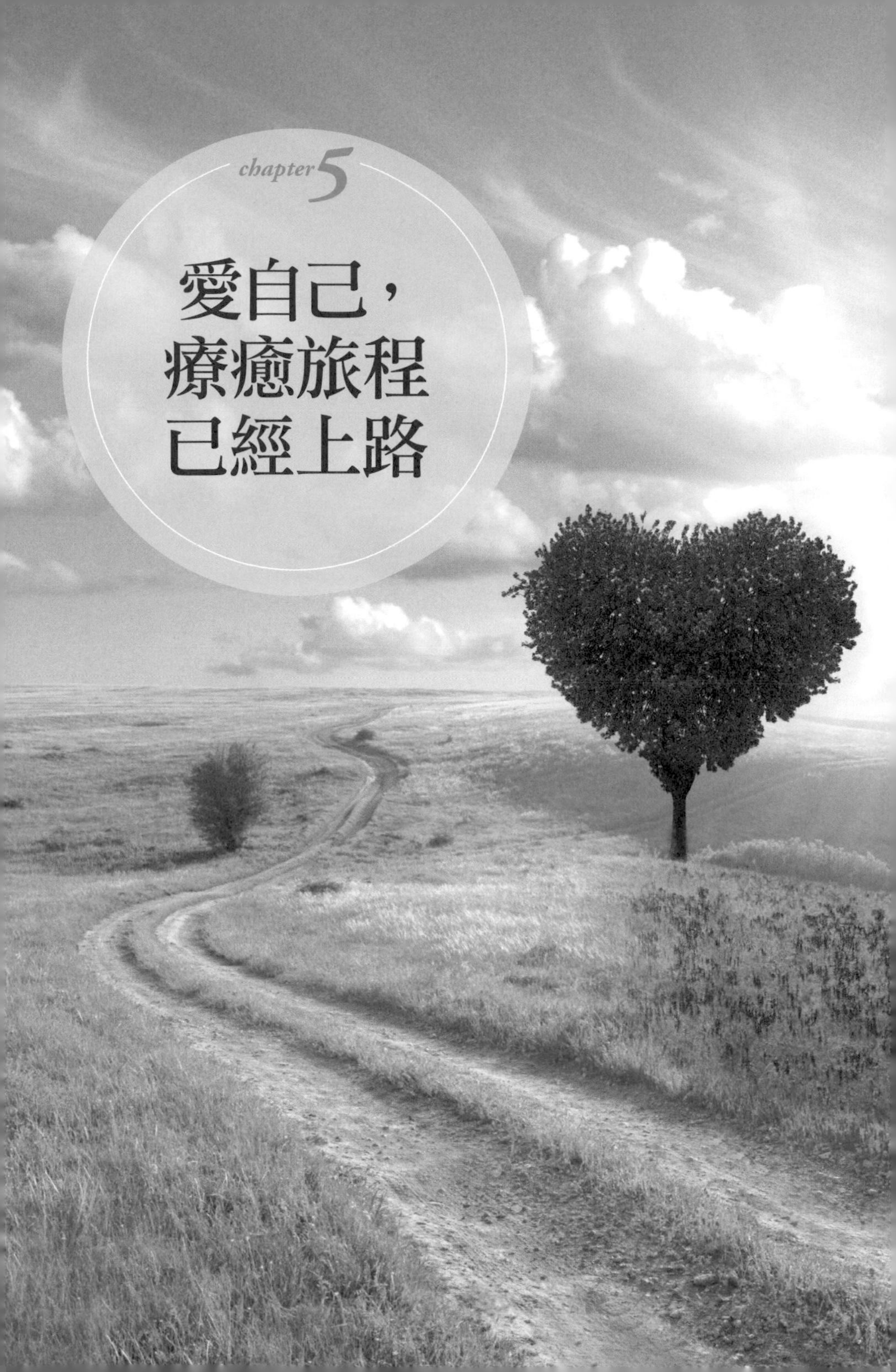

1 時常觀照自己的情緒和心念

如果我們可以清楚地跟隨自己的感受，
並且為它標上正確的標示，
我們就愈能仔細地觀照，愈能感受情緒來去的快速，

去觀摩和體驗一個身心靈工作坊，看到很多學員因為累積了很多內在的壓抑，所以在釋放的過程中出現了哀嚎、叫嚷、發瘋似的叫罵、捶胸頓足、抱頭痛哭、大力敲打自己及周遭的事物的反應。

我靜下心去感受這些能量，感覺這些能量敘述著很深的哀傷、怨恨、憤怒、恐懼、嫉妒，以及無意識的呻吟，在遍地哀嚎聲中，可以感受到眾生的悽苦、怨恨、不甘、內疚、恐懼，失心瘋一樣的負面能量，那一刻就好像進到了瘋人院，或是去到了地獄。

當老師開始播放音樂的時候，許多人的反應更加強烈，雖然音樂本身非常悅耳動聽，但是因為內心充滿怨恨、憤怒、哀傷，所以任何的刺激都只會引起更劇烈的回應。

很多人的情緒被深深的壓抑，不容許稍有曝光，特別是邏輯型情緒能量場的

人，更常有這樣的問題。邏輯型的人容易產生頭腦與身體能量的分離，頭腦覺得自己都想通了、沒有情緒了，認為情緒是沒有頭腦的人才會有的困擾，所以自己沒有情緒，一切都很好；但是身體卻呈現很多被頭腦壓抑的現象，因為內在還是存有未消化的憤怒、悲傷、哀怨等能量，於是肚子痛、背痛、腳痛等問題就會不斷地發生。

感受型情緒能量場的人也很容易忽視自己的情緒，老是為他人著想，以成就他人的需要為第一考量，要求自己善解人意，要體貼原諒別人，但常常滿腹辛酸委屈，一肚子的氣，反過來覺得別人怎麼都不懂得體貼善解自己。

即使是學習新時代思想的人，也有情緒壓抑的問題，雖然一再告訴自己各種情緒都是自己信念創造的結果，要趕快轉化，不能繼續這樣的思維，否則只會愈來愈糟糕，所以強迫自己光想些正面的事情，刻意說服自己已經善解原諒，催眠自己很快樂、很開心。但是往往有一股更強的力量也拚命在說：「我無法原諒，我真的很生氣，原來都是騙人的，說了那麼多，練習了那麼久，還上了那麼多身心靈的課程，我還是好不快樂，好不開心，總是在反反覆覆的情緒中掙扎。」

像這樣身心不斷的處在脫離、分裂與矛盾衝突的狀態下，不斷的痛苦糾結，人會愈來愈沒信心，甚至懷疑自己是不是錯了，否則怎麼還有那麼多負面情緒。

當我們用不同的方式發洩和壓抑情緒之後，無論是上身心靈的課程、看自我成長的書、運動打球、大聲吼叫、按摩放鬆、享用美食、旅行、歌唱等各種方式，都可以帶來短暫的輕鬆與快樂，但是卻不長久，一段時間後，類似的問題又再捲土重來，又得再重新發洩。如果不清楚自己情緒的變化及源頭，很容易不斷的重踏覆轍。

以為自己整天都在生氣，或者整個月都很悲傷，或是完全沒有情緒嗎？其實情緒有很多變化，只是大多數人對自己的情緒沒有清楚的覺知，很少觀照自己的內在變化，不免處於行屍走肉，懵懵懂懂的的狀態中。

當我們仔細專注的觀照，並且將感受誠實的標示出來，憤怒時就說憤怒、沮喪時就說沮喪、快樂時就說快樂，我們會發現情緒的停留其實很短，頂多三十秒，接著可能轉成內疚的情緒，忽然又跳到生氣的情緒，然後出現自憐沮喪的情緒，再來是恐懼或思考，接下來可能感到放鬆，慢慢又回到悲傷的情緒。

如果我們可以清楚地跟隨自己的感受，並且為它標上正確的標示，我們就愈能仔細的觀照，愈能感受情緒來去的快速，然後讓清明、自在、幸福、平靜等感受一起進來輪替。

如何觀照和標示情緒，在馬哈希內觀禪修營會有更詳細的教導和深入的練習。當我們愈能清楚的標示和認知情緒，並與自己的感受共存時，我們就愈能明白情緒變化無常的本質，進而超越這些變化，得到心的自由。

靈性生活並不是在追求某種特殊的體驗，或是某種特別的心情，畢竟所有的情緒都是短暫的。我們要學習洞見自己是以什麼方式陷入憤怒、怨恨、恐懼、欲望等等，然後學習如何讓自己自由，去發現究竟是什麼樣的心念想法，讓自己陷入其中。拜倫．凱蒂所著的《一念之轉》是本不錯的書，可以買來參考。其實書中教的並非轉念，而是告訴讀者如何反思和更清楚的看見。

洞見的能力也可以透過不斷內觀禪修加以練習，我們會體驗到在這些不斷變化的表面之下，自己依然可以擁有深層的寧靜和自由。

一直在思考與學習如何帶領團體的身心靈成長課程，過程中體驗到不同的人有不同的根器，需要不同的入門方式，所以會有不同課程及老師的存在。不同程度的學生也會需要不同程度的老師帶領。

心靈成長與學習的過程中，最重要的是保持自己內心的熱誠，像個純真的孩子一樣，不帶著任何的批判或期待，只是好奇的探索自己及世界，自然能夠奏出生命獨特的美麗音符。

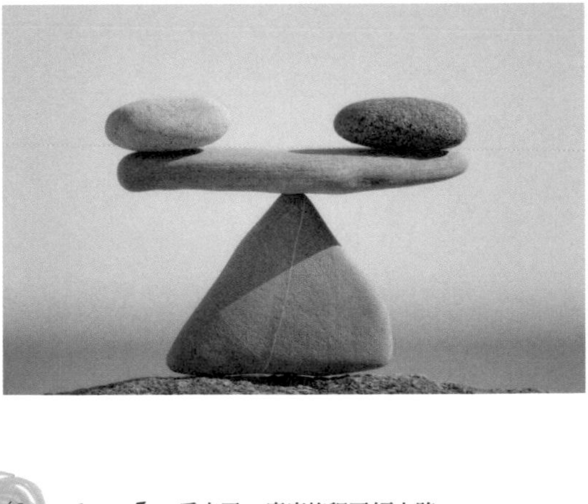

2 脫離舒適圈的制約

因為對未知的恐懼，所以極度害怕改變；因為對生命感到無力，所以缺乏任何動力，這樣的態度只會讓自己愈來愈消沉憂鬱。

台灣外展教育發展基金會執行長到花蓮幫大一的醫學生上課，一開場，執行長分享了一段話：「如果你期待感到安全無虞，那麼，就去做本來就會的事；如果你期待能夠真正成長，那麼，就要挑戰自己能力的極限。挑戰極限，其實就意謂著必須暫時失去安全感，因此，當你無法確定自己在做什麼而感到惶恐不安時，起碼要知道，你正在成長。」

每個人都有自己的舒適圈，所謂舒適圈就是我們所熟悉的人、事、物，過份耽溺於舒適圈會讓我們害怕改變，即使當下的處境也很困難，但因為「未知」似乎更令人害怕，因此許多人寧願長久忍耐，也不想做出調整。

我們常常看到有些人不斷為自己的裹足不前找藉口，不是說：「我的個性就是這樣，很難改啦！」要不就是「現在工作難找，我只好繼續待著。」因此雖然對現在的工作感到萬分厭惡，但因為恐懼改變所帶來的不確定，所以還是選擇過一天算一天。

有些家暴的受害者，雖然對施暴者有許多憤恨仇視，卻仍然維持現狀，這些受害者會不斷的說服自己，一旦選擇離開，自己不但無法生存，孩子也可能遭殃，施暴者平常清醒時其實也還好，多忍耐一下，日子也就可以過下去。

因為對未知的恐懼，所以極度害怕改變；因為對生命感到無力，所以缺乏任何動力，這樣的態度只會讓自己愈來愈消沉憂鬱。

生命其實是一場體驗探索的過程，無論我們做了什麼選擇，其實都不會有絕對的失去或獲得，人本來就是空手來，也必然將空手去，但勇敢做出生命的不同選擇，人生就會得到不同的學習和體驗。每個人都應該學著認識自己，尋找自己的夢想，發掘能夠引動自己熱情的某些事物，觀察自己在什麼時刻會感覺生命在發光發亮，即使辛苦，內心卻感到充實快樂。

首先，要釐清目標，接著分析自己與目標之間存在著什麼阻隔，然後思考突破這些阻隔的可能。我們無法改變他人或外在環境，但我們永遠可以選擇改變自己；我們無法要求伴侶或家人完全按照我們的意志行為，但我們可以決定自己的作為。透過改變自己，進而影響身邊的人，帶動環境跟著改變。

假設先生失業，求職無門，太太一心希望經濟穩定，生活無虞，那麼就應該思考自己能做什麼事，來積極增加收入，而不是一味的期待或向先生施壓。自行

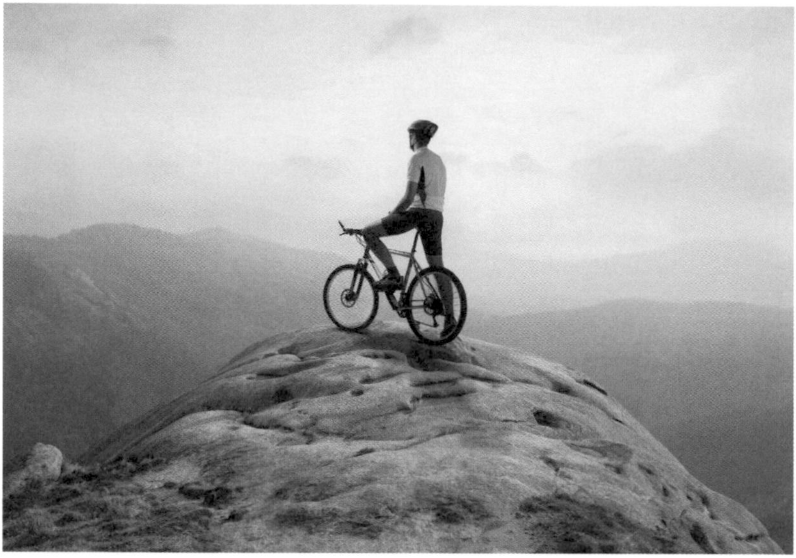

創業、擔任保姆、居家清潔、擺攤做賣買、從事服務業，試著減少開支，避免因折扣誘惑而不理性的購買當下用不到的東西，孩子上的各種才藝補習班或許也並非絕對必要，讓孩子理解父母的困難，鼓勵孩子主動學習，只要全家能共體時艱，一定能度過難關。

對於理想目標所需要的條件，個人必須努力拿出具體行動努力達成。許多人畢業後就不再進修，不再學習，也不再閱讀，事實上活到老學到老，是一個人寶貴的能力，只要可以跟上時代的腳步，為未知的改變做好準備，即使有一天面臨公司倒閉或遭到資遣，自己也不必過份憂心。

未來的趨勢不再只講究知識或技巧，許多工作都將被電腦或機器取代，但服務業、娛樂業和創意產業，則是電腦機器無法取勝，且需求會不斷上升的行業，這些具有發展潛力的產業，特別需要良好的態度、幽默感和創意思考能力，而這些能力卻是我們的教育環境中極度缺乏，甚至受到打壓的能力，也因此必須靠個人自我訓練。

良好的態度來自人格品德的養成，家庭、學校、社會教育相互作用，學著降低物質欲望，摒除嫌貧愛富的心態，不輕視或批判他人，重視內在心靈的充實，學著以敬天愛人的謙遜態度，不斷擴大個人胸襟與視野，不受限於許多約定俗成的價值或觀點，個人才能培養出敏銳的幽默感和源源不絕的創意。

如果因為害怕飛機可能失事，唯一能保證絕對不失事的方式，就是永遠不起飛，但是如此一來，飛機便失去本身最重要的價值。人生亦然，因為害怕改變而不斷忍耐的人生，其實便失去發現人生更多可能的機會。

請停止一再告訴自己「我別無選擇」、「我不能／不要／不可以改變」。開始試著告訴自己「我可以／願意做出選擇」、「我可以過我想要的人生」。

3 你的期待是你的絆腳石

當我們帶著這些既存的偏見時，就容易誤以為這些偏見應該是不變的真理。一旦事實呈現的結果並非如此，我們就容易感到失望、傷心、憤怒。

「我是家裡的老么，所以哥哥姐姐都應該禮讓我、保護我、照顧我。」

「我是女生，所以男生應該要賺錢養我、照顧我、寵愛我。」

「先生應該賺錢養家。」

「太太應該三從四德。」

「我是媽媽，所以孩子應該要孝順聽話並且服從我的指令。」

上述這些觀念，並不是宇宙的真理，而是不同文化及家庭背景所產生的心理制約。當我們帶著這些既存的偏見時，就容易誤以為這些偏見應該是不變的真理。一旦事實呈現的結果並非如此，我們就容易感到失望、傷心、憤怒。

有一位中年女病人因為睡眠問題來就診，幾乎每天晚上都難以入睡，好不容易睡著了，卻又很容易驚醒，一晚動輒要醒來好多次，所以白天總是精神不濟，心情也不好。除了睡眠問題之外，病人也有高血壓，所以必須長期服用降高血壓的藥。我問病人有什麼事或人讓她很煩惱呢？她說有個小孩一直讓她很心煩。

病人提到這個讓她很苦惱的孩子，其實已經三十幾歲了，雖然住在家裡，但是這個孩子與家人的關係不太親近，我問病人為什麼覺得這個孩子讓她很心煩，病人說其實也沒有什麼大的問題，只是身為母親，總覺得這個兒子有很多生活習慣她看了很受不了，像是熬夜、抽菸、晚歸，每次病人一看到兒子又做了這些事，就忍不住要教訓兒子。

病人告訴我，到現在兒子在外頭刷卡消費的錢還是她和先生在付，每每看到信用卡帳單的數字，想到兒子花錢實在毫無節制，隨意的買了一堆沒有用的東西，她就一把火升上來，覺得兒子實在太不懂事，完全不能體恤父母的辛苦，因此每次和兒子講不到幾句話，就開口叨唸起來，病人完全想不透，為什麼這個小孩總是不能按照父母的意思生活。

我告訴這位病人，其實孩子是一個獨立的個體，並不是爸爸或媽媽的，孩子只是透過父母來到這個世界，父母並不能決定孩子的一切，尤其不能要求孩子完全依照父母的意志及偏好來過人生。

病人看不慣兒子熬夜、晚歸等生活習慣，不斷的叨唸要求早已成年的兒子按照她的指示過日子，孩子自然會愈離愈遠，病人把成年的兒子當成小孩對待，甚至還幫都已經三十多歲的成年兒子支付信用卡帳單，然後又用對待小孩的方式希望約束成年兒子的消費行為。病人對兒子的態度，雖然說是關心，但其實背後隱藏的是想控制、想掌控的欲望，很多有高血壓問題的人，都有主導事情，期待別人必須服從的傾向，這也使得自己的身體連帶受到影響。

其實孩子是獨立的個體，有自己的命運與人生，父母如果總是想控制孩子，希望孩子滿足自己的期待，孩子自然會想逃開。再者，把成年的孩子當成年幼無知，無法為自己人生負責的小孩來對待，其實是剝奪了孩子學習承擔，學習負責的機會，父母如果能信任自己的孩子，孩子就會有力，身為父母，應該要尊重孩子的主體性，只要給予信任、關懷以及愛，孩子就會走出自己人生的道路。

這位病人在談話的過程中，不斷的表示她沒有辦法不去管兒子，因為兒子的作法她不認同，她覺得兒子就是應該要聽父母的話，按照父母的建議過日子，何況她要兒子改掉抽菸、熬夜、晚歸這些壞習慣，都是為了兒子好，她實在想不透兒子為什麼不照著做。

我們的失望、傷心和憤怒是來自於刻板觀念中的期待，如果不帶有這些期待，我們就可以輕鬆自在的面對所有的人事物。這位母親將自己的期待強加在成年孩子的身上，也因為過度的保護與擔心，剝奪了孩子學習自我承擔與自我負責的機會，這樣會使得孩子沒有自信，對很多事情都感到無力。

每個人的行為都有它背後的因緣和習性，每件事的發生也是如此，所以他人不會依照我的期待去決定怎麼過日子，事情也不會老是按照我的期待走。人要學著尊重及反思，生命才能有彈性，有自由。

靜下心來省思我們被生命中的那些信念所制約了，又有那些信念給我們帶來痛苦和人際關係的衝突呢？

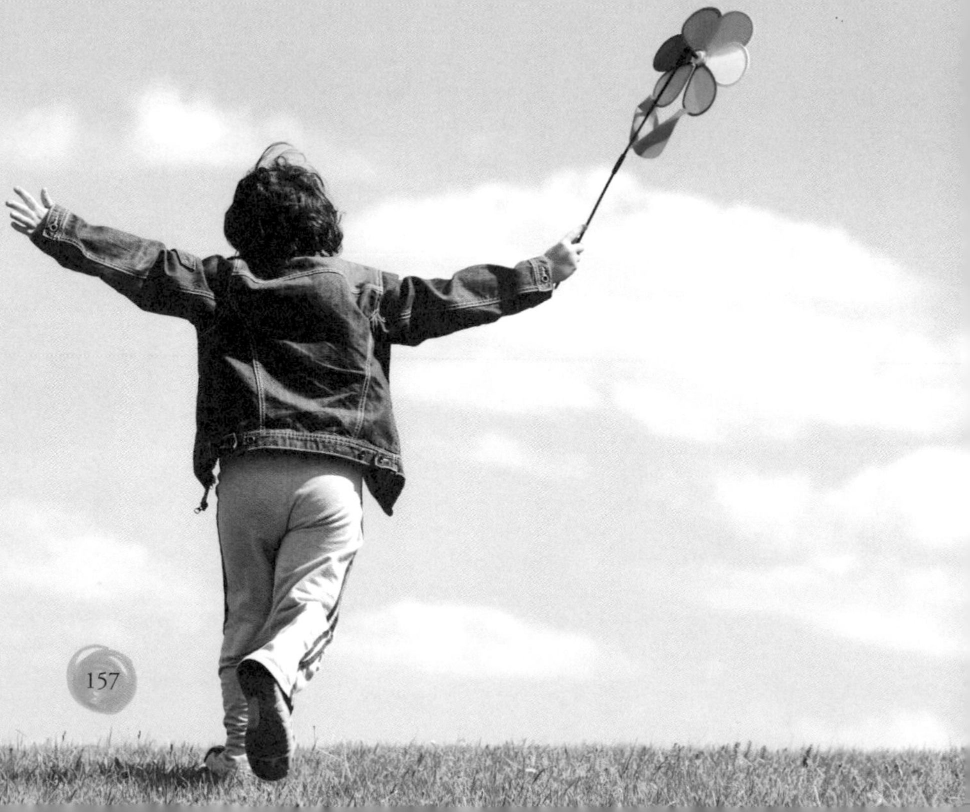

4

改變世界，不如改變心念

人也會根據自己過去的經驗而有不同的「看到」，所以我們的「看」，事實上是心在看，是心識的作用所起的結果。

我們所看到、聽到、聞到或感知到的一切，都是透過心識作用所創造的結果。以視覺來說，人類的「視覺」是來自於物質折射的光線，經由透光的角膜、虹膜、水晶體和液態的玻璃體的折射，成像於視網膜的感光受器。這些光偵測器再將光子轉變成電訊號，沿著視神經傳送給腦的視皮質（visual cortex），然後經過其他不同部位的腦部連結作用，進而對收到的資訊下判讀。

即使以同樣的影像進入眼睛，不同的人也會因為心念的不同，而生起不同的感受和詮釋。不同的感受和詮釋，會產生不同的能量，不同的能量，則會引起不同的物質變化（能量和物質之間彼此可以互換），物質的變化在腦部則顯化為腦部的病變。

一個非常怕蛇的人看到蛇，和一個很喜歡蛇的人看到蛇，會有截然不同的感受與詮釋。怕蛇的人可能連蛇都不敢看清楚，也可能把蛇看成十分醜陋，覺得又噁心又可怕；但喜歡蛇的人卻覺得蛇的形狀好可愛，顏色體態好漂亮，是個好美的生命。這兩種對蛇的態度極端不同的人，在與蛇互動時所產生的身體反應也會大不相同，而彼此互動的反應，則又再度深化他們各自對蛇的印記與框架。

看待一件事情的發生則更為複雜，不同的人會看到不同的樣貌，留下不同的記憶和感受。例如：火車上有一位媽媽不斷的跟一個正在哭鬧的孩子說話。有些人會看到並記得這個孩子是多麼的不講理和被寵溺；有些人則看到而且記得這位媽媽是多麼的難堪和無力；有些人會看到和記得乘客的不耐煩以及白眼；有些人只注意到媽媽穿著什麼樣式的衣服和鞋子，拿什麼樣式的皮包等等。

因此每個人看到的、感受到的和記得的都是不同的故事。當我們看一件事情的時候，往往不自覺的會有選擇性的關注和記憶！所以孕婦出門時，常常會看到很多孕婦或新生兒，如果是老夫少妻一起出門，就比較會注意到其他年齡差距大的夫妻。

人也會根據自己過去的經驗而有不同的「看到」。例如：曾受過矮小男人欺騙的女性，看到類似的男人就會起戒心，會打從心裡覺得這個男人不可靠。跟父親關係好或父母相處融洽的女孩，如果看到類似爸爸模樣的男人，會不由自主的對他信任，甚至愛上像爸爸的男人。

所以我們的「看」，事實上是心在看，是心識的作用所起的結果。我們的

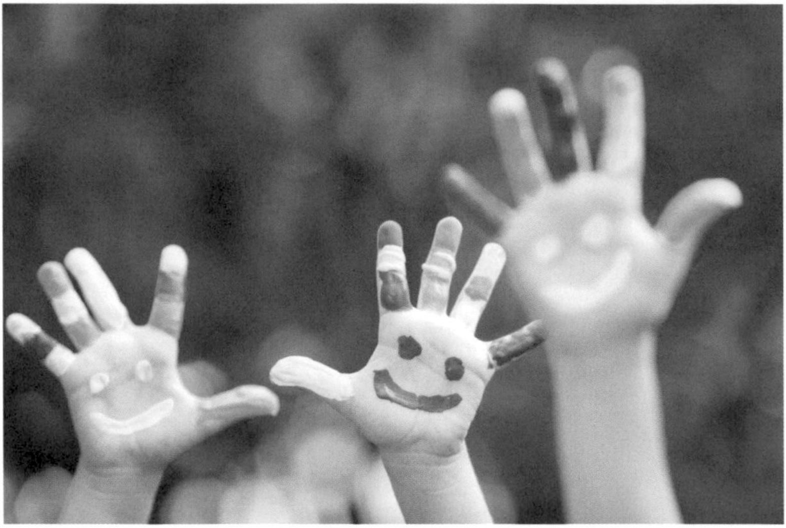

聽、聞、嘗，以及我們的感受，也都是同樣的道理。我所看到、聽到、聞到、吃到、感受到、認知到的世界，一切都是我的心念作用而已。既然這個世界不過是自己心念的作用，那麼當我對世界感到不滿意時，所需要改變的並不是外在，而是自己的心，當我改變心念時，我的世界自然也會跟著改變。我為我生命所發生的一切負起完全的責任，而且我有能力創造自己想要的生命。

5 正面迎擊負面能量

任何想要壓抑或排斥的事情，
反而會更容易出現在生命裡，
因為我們把注意力都放在抗拒的心念上面。

有些人因為相信吸引力法則，認為信念造就一切，所以非常排斥負面想法，每當負面思想出現時，就去壓抑，或逼著自己扭轉成所謂的正向思考。

不斷壓抑升起的念頭，往往會賦予這些念頭更強大的力量。任何想要壓抑或排斥的事情，反而會更容易出現在生命裡，因為我們把注意力都放在抗拒的心念上面。例如一個很討厭看到胖子的人，在公共場所經常一眼望去都是先注意有沒有討厭的胖子，所以反而會常常看到很多的胖子。

這跟佛法裡所謂「怨憎會」的道理是一樣的。我們討厭的人或事反而常常會出現在我們的生命裡，愈討厭就愈常出現，因為我們拼命的想躲避，其實就變成隨時在注意那些讓自己覺得討厭的存在。

要求自己一定要「正面」的念頭背後，其實是「我沒有或我缺少正面的想法」。如果是我們已經擁有的東西，根本不需要去想，去追求。就如同一位覺得自己很富有的人，不會老是想著「我需要更多錢」，因為認為自己已經很富有，所以他的感受會是「我真的很滿足，沒有缺乏」。只有覺得自己缺錢的人才會想著「我的錢不夠多，我需要更多的錢」如果把注意力都放在「我需要更多錢」這件事情，就會看到自己更多需要錢的地方，進而感覺自己的貧乏。這跟佛法裡所謂「求不得」的道理是一樣的，愈想求，就會愈匱乏。

很多談吸引力法則的書都說到，想要更有錢，就要想像自己已經很有錢的情境，感受自己已經很富有，去做有錢時自己會做、想做的事，想花的錢就花，想買的東西就買，要真的認為自己買得起，不須擔心沒有錢。

但事實是我們無法欺騙自己的潛意識。就像一位覺得自己很胖的人，如果拼命的告訴自己「我很瘦」，即使不斷強調「我是瘦的，我瘦得很漂亮」，潛意識也會浮起來質問自己：「你在騙誰呢？你明明很胖！」事實上，人是無法欺騙自己的潛意識，強迫自己正面思考。所以，如果我們不去抓住或抗拒，想法會自然的來去，很快就消失。或者也可以慢慢透過禪修或內觀，去覺察自己的想法究竟從哪裡來，一旦能夠看得清楚，就能真正的放掉那些想法。

「內觀」（Vipassana）是一種修行的方法，意指「洞察事物究竟的實相」，是藉由無選擇性的觀察，不帶信仰或想像，將專注力集中在觀照身體上的感受，去體驗身心運作過程中不斷升起又放下的心念，以及其所帶來的影響。

透過內觀訓練，人可以獲得高度敏銳的心力，不帶價值的去判斷，用客觀無分別的觀察力，穿透事物的表相，獲得真正的智慧。所以很多時候，我會建議病人或朋友，在時間許可的時候去做內觀，對我來說這是投資愛的能量在自己的身上，也是給自己一份很好的禮物，透過內觀的訓練，人可以學習如何愛和敬重自己，因為讓心念清明後，人才不會做出讓自己後悔莫及的事。

硬是想用正面思考取代負面想法，其實還是停在二分法則裡，只是從一個陷阱掉到另一個陷阱罷了。如果因為討厭自己的負面想法，所以不由自主的批判和責罵自己，不斷抗拒自己出現的念頭，一味要求自己不許再多想，想趕快停止負面思考，以免愈往壞處想，愈會發生壞事。這樣的心態反而會為自己帶來更多的恐懼、擔憂、沮喪、無力等感受。

真正要做的，其實是對所有的想法保持清醒的覺知，清楚的明瞭想法只是想法而已，不是我。對負面的想法不去排斥或繼續，對正面的想法也無須鼓勵或讚嘆，對所有的想法都不迎不拒，只要看清楚，這些都只是想法而已。

6 不認同怎麼接受

當我們接受一件事實時，所採取的行動就不會是抗拒，而是專注在處理原本以為事情無法解決的念頭。

有病人問我，「接受」等於「認同」嗎？如果心裡不認同某些人或某些事，該如何接受？

我告訴病人，接受並不等於認同。接受一件事或一些人，並不等於認同這些人或事，以及背後所代表的價值。

其實接受只是與現實和解的一個決定，對於當下已經發生的事件，不肯接受也只是抗拒現實。但是，當事情發生時，個人所賦予事件的不同意義，背後其實帶有不同的能量，可能是喜悅安詳的能量，也可能是緊張焦慮或生氣憤怒的能量，端看我們對事件賦予的意義而定。

不同的思考，往往帶來不同的結果。就好像趕著上班卻遇到大塞車的時候，一旦接納了塞車會造成遲到的事實，就願意擔起遲到的責任，同時相信自己有能力應變。

如果我們想著：「糟糕了！怎麼會塞車呢？是誰開車不小心造成車禍了嗎？我怎麼這麼倒霉！這下完蛋了！老闆肯定又擺著臭臉等著扣我薪水。會不會因此炒我魷魚？」這樣的思維，使得大塞車這件事所產生的能量，便是不安、焦慮、負面的。

不過，如果能轉換一下思考，問自己：「我如何把大塞車的影響降到最低呢？如何讓今天的工作順利進行呢？待會兒開會，我應該負責通知誰誰誰。或者，我可以請同事先準備資料，或讓某某某先開場。」這樣一來，大塞車這件事就只是一個事實，不致於影響一整天的工作和情緒。

再舉一個例子，一群人組成團隊合作一個案子，組員林先生總是遲到，交給他的任務經常拖拖拉拉，連帶影響了其他人的進度，導致整組效率變差，考績變得低落。

如果大家的思考都是：「林先生怎麼那麼可惡，老是害我們有狀況！為什麼他要這樣拖累大家呢？」如此一來，問題便很難解決，只會讓林先生和同仁的關係愈來愈緊張，林先生也可能因為感覺大家都不喜歡他，也瞧不起他，而愈來愈不願意配合。

相反的，如果大家的思考是：「如何讓團隊的工作效率更好？如何讓合作更加愉快順利？有什麼方法可以幫助林先生呢？」如果林先生是因為習慣晚睡，所以無法準時參與討論，那麼，或許開會的時間可以稍加調整，又或者分配較有彈性的工作給林先生，也是可能的解決之道。

其實「接受」只是與現實和解，因此能安住當下，大家接受了林先生遲到的習慣，只是理解到「準時」對林先生而言是件困難的事，並不表示大家都認同或贊成遲到的行為。

當我們接受一件事實時，所採取的行動就不會是抗拒，而是專注在處理原本以為事情無法解決的念頭。當我們全然的接納發生的一切事實時，內在便會升起一股力量，幫助我們去面對及解決問題；反之，如果只是死心認命，那麼就可能選擇逃避，因為我們告訴自己，事情是無法解決的，所以只好消極放棄。

真正讓我們感覺痛苦或厭惡的，並不是他人或他人的言行，而是來自我們內心的憎恨、排斥或抗拒。當心中充滿祥和、接納、喜悅和愛時，我們眼中的世界便會跟著充滿祥和、接納、喜悅和愛。

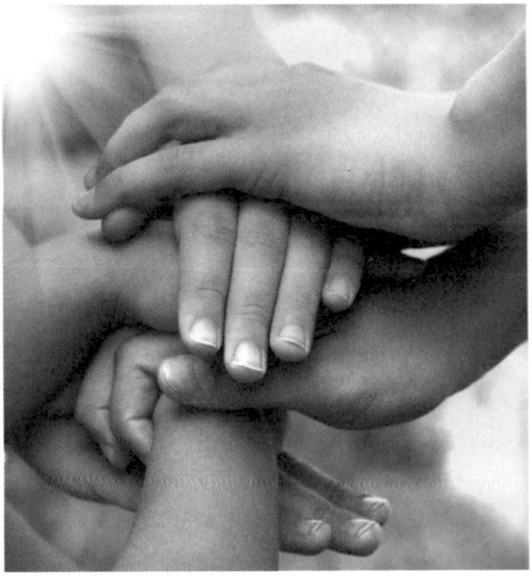

7 執著在哪裡，學習就在哪裡

一個人的執著在哪裡，學習與成長就在哪裡。如果能夠善用這樣的機會，探索覺察什麼帶來生命的痛苦，才能知道該如何放下，達到真正的解脫自在。

「認命」和「接受」表面上看起來好像是一樣的事情，但其實骨子裡截然不同。認命的背後有委屈與無奈的情緒，因為沒得選擇，所以只好認命；但真正的接受背後，其實是平靜自在的心。

舉個例子，如果因為車禍受傷而需要靠輪椅行動，如果不認命，很容易就會憤怒生氣，一直想著：「為什麼偏偏是我！」不斷責罵撞上他的人，怪罪路況不佳，甚至遷怒醫療系統沒能力把他治好。每天罵東罵西，怪這怪那，脾氣暴躁的認為別人都對不起他，社會也虧欠他。

如果只是認命，但並沒有真的接受，雖然不會再生氣或怪罪，但容易心情沮喪、哀怨，覺得自己怎麼這麼倒楣，偏偏遇上這樣的事，但因為沒辦法只好認了，不然又能怎樣呢？

真正的接受，內心是趨於平靜自在的。宇宙所發生的事，都有他的道理，也有他帶來的學習，以及隱藏的祝福。

因為車禍無法行走了，那麼就想想自己可以怎麼幫助自己，有什麼替代的方式，可以怎麼運用自己的生命，可以創造和探索什麼樣不同的道路，還可以好好觀照自己的心念，檢視內心在人生的重大挑戰來臨時有什麼感受，看清自己被卡住的地方在哪裡。

一個人的執著在哪裡，學習與成長就在哪裡。如果能夠善用這樣的機會，探索及覺察是什麼帶來生命的痛苦，又是什麼讓自己感到受限，慢慢的看清楚，才能知道該如何放下，達到真正的解脫自在。

人生短短不過數十年，過程中所有發生的事都可以是我們成長與學習的因緣。生命是豐盛的，會提供很多機會讓我們從中不斷的探索與發掘。

一個出生的嬰兒，表面上很無助，吃喝拉撒都要依賴別人，無法走、無法爬，連翻身也無法獨立完成。但是嬰兒總是帶著探索的眼光，開心的與自己、所有人以及這個世界互動。

人生其實是一個從完全依賴他人，到獨立自主，然後又回歸依賴他人的過程，這個過程長短不一，但每個人都可以選擇要用什麼樣的心情去面對。

一個從小就沒手沒腳的孩子，如果不去侷限他的發展，他的生命依然是無可限量的。最著名的例子，就是尼克（Nick）。

尼克雖然一出生就沒有手腳，但是他的生命並未因此而受到限制。他可以游泳、可以打球、可以煮飯、可以寫書，也找到生命中的真愛，娶了一位美麗溫柔的妻子。尼克對於生命中所有的挑戰，都樂於接受，所以生命對他而言，是一場精采又好玩的遊戲。他總是說：「我那好得不像話的人生！」對照之下，好手好腳的我們，怎麼能不感恩？怎還會認為自己被限制住了呢？

侷限我們的不是別人，不是外在環境，也不是我們的身體或是疾病，而是我們的心！當我們真正的接受時，會打從心裡欣賞所有發生的一切，也會充滿活力的去探索及思考如何應變發生在生命中的一切，我們會感恩每個當下的體驗，而且清楚的明白我們的生命是自由的。

8 討厭的人來自排斥的心

真正讓我們感到痛苦或討厭的，
並不是他人或他人的行為，
而是來自我們內心的憎恨、排斥或抗拒。

之前飛到鳳凰城去上課，有一天天氣好極了，班上同學決定到戶外的草地上做深層治療的練習。

當我開始幫學員做治療的時候，有一兩隻蒼蠅不斷的在我們附近飛來飛去，有時候停在我手上，有時停在學員的身上或臉上。學員用手不斷的揮趕，蒼蠅還是飛來飛去，到後來學員甚至想找支蒼蠅拍打死蒼蠅。

就這樣學員雖然躺在按摩床上接受我的治療，但她的手卻不斷忙著趕蒼蠅，心念一直想著要趕走蒼蠅，或甚至殺死蒼蠅。我可以感受到學員的不耐煩和困擾，我告訴他蒼蠅也喜歡停留在好的能量場，所以不需要揮趕，只要靜下來專注的感受蒼蠅停留或輕撫過身上的感受就好。

學員好不容易停止揮趕蒼蠅，但當蒼蠅停在身上或臉上時，還是會皺著眉頭，緊閉下巴，全身非常緊繃。

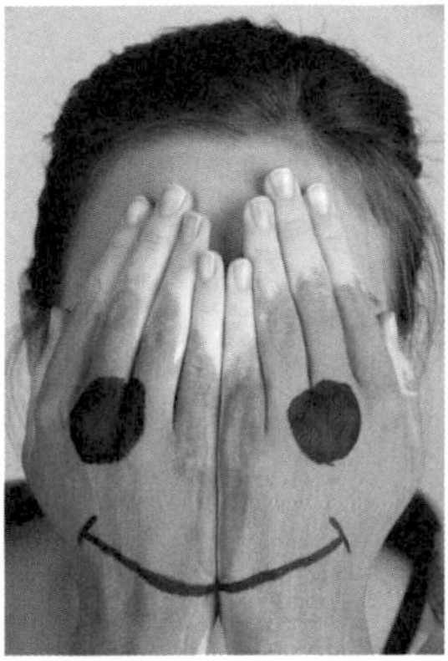

我跟學員分享，讓他感到困擾與焦慮的是自己抗拒的心念，不是蒼蠅。蒼蠅爬過去也不過是麻麻癢癢的感覺，但同樣麻癢的感覺如果是來自愛人的輕撫，我們不僅不會感到焦慮或痛苦，還會渴求更多。所以困擾我們的並不是蒼蠅，而是我們排斥討厭的心。

我們繼續練習把心念專注在身體的感受上，不去做批判或抗拒，即使蒼蠅依舊會停留在學員的身上和臉上，但是學員的臉部及身體就慢慢放鬆了。

其實，從我們對蒼蠅的態度，也可以看出我們會如何對待讓我們感到厭煩的人。之前有一位深受尿道發炎所苦的病人來看診，問我為什麼總是重覆尿道發炎，應該如何處理才好。

詳細問診之後，知道這位病人因為排斥與先生行房，卻又不得不然，所以每次房事後尿道就發炎，經過諮詢，我幫她調整情緒能量場，在她不再排斥與先生行房之後，尿道也就不再發炎。

同樣的一件事情發生，有的人會專注在當下，完全不介意對方的存在，有的人會送出祝福與愛，能夠喜悅的與對方和諧共處；但是有的人會在心裡咒罵對方，也有的人會正面起衝突，甚至有些人會排斥到除之而後快。人與人之間的衝突就是這樣從心而起，國與國之間的戰爭也是這樣開始。

真正讓我們感到痛苦或討厭的，並不是他人或他人的行為，而是來自我們內心的憎恨、排斥或抗拒。當我們內心充滿祥和、接納、喜悅和愛時，我們的世界才會充滿祥和喜悅和愛。

有關尿道發炎的問題，除了與內在心理因素有關，壓力大，免疫力低下的人，也較容易有尿道發炎的困擾。

如果尿道發炎常發生在生理期或生理期剛結束的時候，可能要注意衛生棉的選擇。市售衛生棉多含漂白劑或化學藥劑，加上悶不透氣，很容易滋生黴菌、細菌。最衛生、環保和省錢的方式，是使用全棉布製作可洗滌的衛生棉，要是怕麻煩，可以購買沒有化學污染的拋棄式衛生棉，有機店或網路上都能買得到。

平時盡量穿著純棉材質的內褲，少用護墊，以保持透氣乾燥。同時務必適量飲水，並在有尿意時就要去上廁所不要憋尿。另外，過度使用抗生素（即所謂的消炎藥），也容易引起尿道發炎。

血糖高或糖尿病人比起一般人更容易出現尿道發炎的問題，愛吃甜食或精緻澱粉，如：白米、白麵、麵包、糕點等等，都會增加尿道發炎的機率，所以少吃甜食或精緻澱粉，控制好血糖，才能減少尿道發炎的機會。

患有尿道結石或是攝護腺肥大的病人也是尿道感染的高危險群，因此如果有尿道結石或攝護腺肥大等問題，務必就醫治療。

另外，女性性行為頻繁或事後清潔不當，也可能造成尿道感染，所以房事後要清潔乾淨。更年期女性在停經後因為荷爾蒙的變化，使得尿道乾燥，減少保護力，也容易發生尿道炎，這時可以做能量運動來提升免疫系統能力，同時讓身體能量場更加協調，幫助降低感染尿道炎的機會。

9 任何生命都值得我們善待

能做、能付出、能修行的時候，
就要感恩、珍惜和緊緊把握，
善用機會去愛護及保護更多的有情生命。

在飛機上巧遇兩位剛從台南帶完共修課程回花蓮的慈濟精舍師父，師父提及在台南時順道去了一位剛往生的資深環保菩薩的家，往生的環保菩薩是在睡夢中無病無痛安詳的離開。

如此有福報的往生方式，對現代人而言真的十分難得，現在多數人是不在醫院中離世，便是受病痛折磨到剩下最後一口氣時，才被送回家裡等待往生。生前受盡痛苦、掙扎、折磨，又是插管，又是氣切，或是接受化療、電療等辛苦療程一直到臨終的個案，早已不是特例。

人要能夠善終真的很不容易，必須得要福德因緣皆能俱足。所以能做、能付出、能修行的時候，就要感恩、珍惜和緊緊把握，善用機會去愛護及保護更多的有情生命，盡量不要傷害生命。

我在診間曾遇過一個個案，全家大小每個人都有長期不間斷頭痛頭暈的問

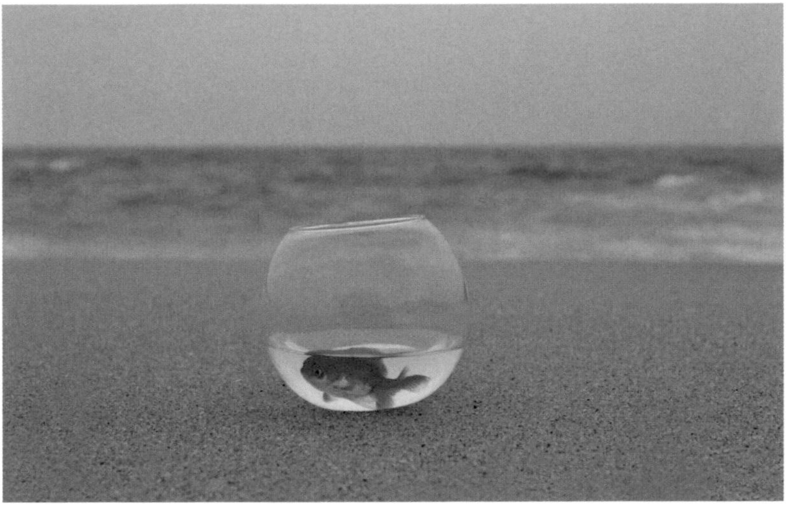

題，每每發作都痛不欲生，四處求醫都治不好，試過各種最先進的檢查和高科技儀器也都查不出原因。

後來家族的其中一位成員來到我的診間，詳細問診後發現，這個家族從事賣魚的工作多年，每天都要殺魚宰魚，特別是在宰殺魚之前，必須先用錘子大力敲擊魚頭，把魚打暈之後才能清理內臟賣給客人，長年下來不知已傷害了多少生命。

病人家族中頭痛得最厲害的，就是負責敲魚頭殺魚的那位家人，一旦頭痛起來，無論服用多少止痛藥都沒有效果，天天處在頭痛欲裂的痛苦中。

來看診的這位病人在聽了我的勸說之後，願意做出改變，內心對曾經傷害過的魚發出真誠的懺悔、道歉，同時發願日後不再做傷害生命的工作，原本一直頭痛難忍的他，當場頭就不痛了。

我實際看到的諸多個案，凡是從事殺生的行業，整個家族都會受到影響，即使賺了很多錢，但家族內總會有很多問題發生，不是有人生了重病，就是親人間糾紛爭執不斷，或者意外死亡、短命。。也許有人會認為從事什麼職業並非完全自己能夠選擇，也有些從事殺生工作的人還不是活得好端端的。

人丟出去什麼，就會收回什麼，這個宇宙中，凡是傷害生命的行為，就等於是在傷害自己。殺生的職業，無形中累積對生命的破壞與傷害，就算當下還沒有出現什麼反作用，並不表示未來不會發生，只要累積到了一定的因緣，這些負面的能量都會回到自己身上。

如果我創造了很多生命的痛苦，我就要收回很多的痛苦，而我們所加諸於其他生命的痛苦，最終都將回到自己身上，傷害生命所造成的業力，雖然短時間看起來好像不存在，但是一旦能量累積到一定程度，因緣具足之時，當初對生命所造成的痛苦來到面前時，將是很難處理的課題，實在不可不慎啊！

10 不是業報懲罰你，是你在罰自己

業報的觀點傳述到後來，反而變成一種推卸責任的藉口，其實業報的發生不是一種懲罰，而是一個讓人能夠深刻學習的機緣。

有人問我，生命的意義應該不是為了償還業報而生，否則人應該對自己生生世世所做的壞事都記得一清二楚，好知道欠什麼債，該怎麼還。

不時聽到很多人會用業報的觀點勸人為善，但是業報的觀點傳述到後來，反而變成一種推卸責任的藉口，一個人做錯事不思改進，無力之餘就推給前世業報。其實業報的發生不是一種懲罰，而是一個讓人能夠深刻學習的機緣。

很多人長期處於思考無明的狀態下，不是活在過去，就是活在未來，對當下所發生的一切，絲毫沒有覺知力，經常腦中想的，都不是當下的事。例如：憂慮孩子怎麼功課愈來愈差，總是沉迷網路，都不聽話；不知道先生會不會跟助理踰越分際，想著太太怎麼老回娘家；同事為什麼總是擺著一副晚娘面孔……這就是活在過去。煩惱著明天回娘家的路上可能會塞車；擔心父母的病情不知道有沒有好一些；想著事業股票接下來不知道會如何變化……這就是常常活在未來。

如果連活在當下，對當下所發生的事保持完全的覺知都無法做到，那我們怎麼有辦法記得生生世世所做的一切？宇宙的法則在於，凡是自己投向宇宙的，最後都會回到自己身上。所以發生在生命裡的所有事情，一定有它的因緣，有自己需要學習的功課，不然不會發生。就好像沒吃過鳳梨的人，不會知道鳳梨真正的滋味，不管別人如何形容，都無法完全體會。打人或傷人的人，不會知道被打或被傷的人真正的感受，除非他們也成為被打被傷的一方。所以業力就像反作用力，是我們藉以成長的最佳方式。

因為曾經傷害過別人，所以透過業力法則，有一天自己也會成為被傷害者，去體驗被傷害的感受。因此，當我們覺得被他人誤解、傷害時，要深入的去體會這樣的感受，從中成長學習。正因為清楚當下所受的苦，是自己曾經造下的果，自然會生起懺悔心，進而開啟對他人受苦的同理心及慈悲心，才會有真正的動力去改進自己。所以業力能為生命過程帶來真正的意義，面對業力，除了接受和善解的心，更需要一份深深的感恩和懺悔的心。

「今日我所遭受的痛苦，來自以往我所造成的痛苦，現在我能感同身受這些苦，為此對於以往我對他人帶來的痛苦傷害，我深深的懺悔，也深深的感恩業力所帶給我靈性與慧命的成長與學習。」如能更進一步的發願，用自己所成長體驗到的心得，去利益更多的人，那麼力量就會更大。

11

活在當下的秘訣

禪修更大的好處是提升心和情緒的敏銳度，可以清楚地看見自己的起心動念，也讓情緒變得更容易處理。

之前去參加十天的馬哈希內觀禪修營，時間一下子就過去了，馬哈希教導的方式非常實用。禪修雖然是佛陀流傳下來的，但是所有的宗教信仰者都可以透過禪修方法得到身心的利益。

禪修得力的人，對身體的敏感度會大幅提升，很容易可以放鬆緊繃的肌肉，讓身體的氣流動通暢，對身體的自我修復能力會有很好的幫助。

禪修更大的好處是提升心和情緒的敏銳度，可以清楚地看見自己的起心動念，也讓情緒變得更容易處理。很多人知道，但是做不到，正是因為心很無力，沒有受過訓練的心，經常就是昏沈很無力的，雖然知

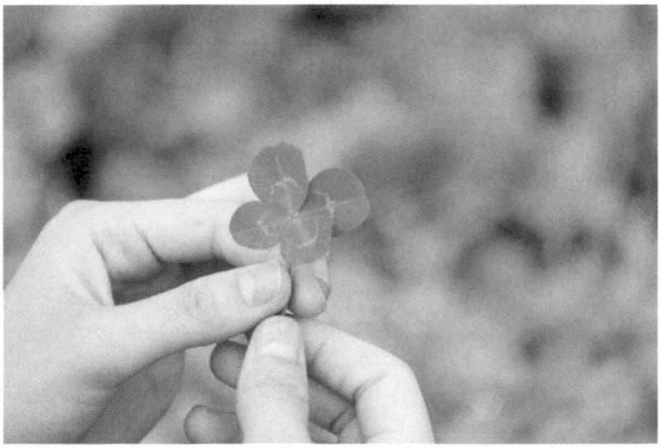

道要放下卻放不下，知道不要生氣卻偏偏還是生氣。

常常走在路上觀看路過的行人，發現幾乎絕大多數的人都不是活在當下，看起來就是身心散漫、眼神飄渺、心神不寧。可以試著自我觀看一下，當我們走路的時候，如果是全神貫注的，就會清楚覺知到自己的身體，以及周遭的環境。

如果自己的頭腦胡思亂想，眼睛東張西望，一下子想著這個人那麼胖還穿成這樣；那邊什麼東西好香好像很好吃；這裡有不少人排隊想必有什麼特別的；最近買了不少東西，錢都花的差不多了；又想起昨天老闆交代一堆工作，今天又要加班了；自己是不是到了該找新工作的時候了；聽說ＸＸＸ混得不錯，搞不好可以找他幫幫忙；不過ＸＸＸ會不會翻臉不認人，得意就忘了老朋友……腦袋不斷的浮現各式亂七八糟的念頭，怎麼也靜不下來。

當我們仔細觀照時，往往會發現自己在走路時，腦中不斷出現許多的想法和煩惱。其實不僅是走路的時候有很多妄想，行住坐臥常常都是如此。

所以常常因為做了不應該做的事，說了不應該說的話，而感到後悔莫及。也因此總是心神不寧、煩惱不斷，連睡覺都無法好好的睡。現代很多人睡覺時多夢，都是因為白天頭腦不得休息，腦中不斷的嘀嘀咕咕，身心不能合一，也無法專注，才會睡覺時不斷做夢。

禪修得力的人不僅不會做夢，睡眠需求也會減少許多，平常的工作效率還會提高不少。

一起禪修的同學們在結束前跟我們分享禪修的心得：

學員一：因為睡在大通鋪，所以晚上常常失眠睡不著，但試著不斷用禪修的方法持續觀照，即使整晚只睡了一個小時，隔天早上起床時精神卻很好，整天的狀況也非常好。

學員二：我參加過三次十日禪修，人生因此改變了很多。從前我很愛生氣，人緣差的不得了，跟家人、同事、朋友都相處不來，沒有人真正喜歡我。第一次禪修後，我開始看到自己的問題，也懂得改變自己，現在感到快樂許多，人緣也變的非常好，跟家人、朋友都能相處融洽。很感謝禪修所帶來的生命轉變。

學員三：第一次來禪修是因為先生想參加禪修，我擔心他身體不好，出狀況沒人照顧，所以陪著他一起參加。結果剛開始坐不到十分鐘就全身痠痛，根本無法觀照，儘管如此，我還是很努力的克服，跟禪師請教對治方式，漸漸的開始進入狀況。

學員四：我和先生雖然都是上班族，但是我們每天三點多就起床打坐，精神愈來愈好，需要的睡眠也愈來愈少，每天都睡得很深沉，禪修的過程也變的愈來愈有趣，常常發生許多有趣的事情。

有一次我吃東西的時候，觀察到從拿起食物到送進嘴裡，身體所起的種種變化，拿食物的手，肌肉會隨著動作不斷的改變，當我咬下第一口食物時，嘴巴裡不同的位置剎那間感受到不同的滋味，非常美妙。生命不斷的出現的不同體驗與喜悅，讓我的生命充滿喜悅安詳，很感恩禪修帶給我的好處。

禪師也跟大家分享小參的時候，有不少人會不斷的抱怨身體這裡痛、那裡不舒服，但真正有進步，能夠練習得很好的人，往往都不太會抱怨，只會不斷的用老師所教的方法，從親身體驗中得到真正的學習與進步。

很多人捱不過禪修初期的苦，因為需要長期久坐，容易全身痠痛，尤其是盤腿時雙腳強烈的酸痛麻，讓不少人因此打了退堂鼓。

現代很多的文明病，如：高血壓、糖尿病、荷爾蒙失調、自律神經失調、身心病等疾病，都是身心長期處在壓力中，無法平衡協調所引起的問題。

多數人平時拼命工作賺錢，只有在下班或放假時才能感到暫時性的放鬆，一旦放鬆卻又覺得無聊，所以又拼命的追求感官刺激娛樂，逛街購物、電視電影、電動遊戲、吃吃喝喝、上ＫＴＶ唱卡拉ＯＫ，甚至到聲色場所尋找樂趣，讓自已的五官接受大量的刺激，一旦沒有了刺激，又感到寂寞難耐無所適從，所以有些媒體就以謀殺或色情的新聞照片來引起人的注意力和購買慾。

透過禪修或內觀而得到身心清靜，感官敏銳的人，無需時時刻刻追求刺激感或放鬆感，也不會感到寂寞難耐或無所適從，身心能常處於清靜安詳喜悅自在的狀態，吃東西特別香，睡覺也特別甜。

心情清靜明朗的人，不容易犯錯傷人，不僅自己能夠受益，也可以帶給周遭的人很大的利益。心不清明的人，很容易因一時糊塗而犯錯，一失足成千古恨，有時自傷傷人，終生後悔莫及。

關於馬哈希內觀禪修的資訊可以到左列網站查詢：

mbscorg.blogspot.tw/2012/12/2013.html。

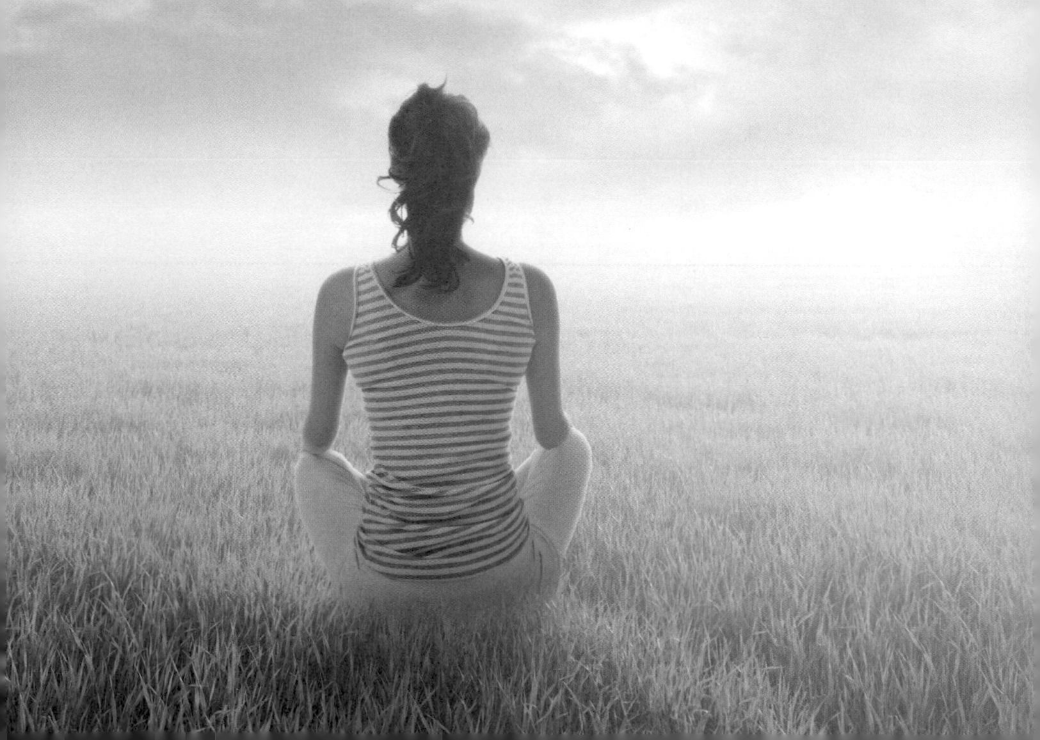

12

勇敢面對「精神病」

生命中的逆境，包括疾病，
都會帶給我們學習及成長，
勇敢地面對困境和過往的創傷即是療癒的開始。

大多數被貼上精神疾病標籤的患者，如：焦慮症、憂鬱症、恐慌症、躁鬱症、精神分裂症等，並非一生下來就有這樣的疾病。以前接受西醫訓練時，我也相信這些精神疾病很難根治，必須長期服藥控制，但自從慢慢累積治療這些疾病的經驗後，我發現多數的精神病患，其實是可以被治癒的，如果懂得用對方法，找出根源並加以調整，很多人其實並不需要長期吃藥控制。

長期吃藥控制的精神病人對我而言反而較難治療，因為藥吃得愈多，心與身硬生生被藥物切離，反而愈難被治癒。我們的心念會影響我們的情緒，而我們的情緒則會影響我們的身體，包括腦部的健康。當心念出差錯時，容易導致情緒不平衡，而情緒不平衡時，身體就會出問題。

如果我們認為伴侶或孩子應該要聽我們的話，遵從我們的意願或想法，一旦他們不選擇依照我們的意志行事時，我們就容易生氣發怒。生氣發怒會產生很多雜亂的情緒能量，就是佛家所謂的「業力」，所以如果常常生氣發怒，我們的肝膽就容易堵塞出問題，筋骨也容易疼痛，如果這些不和諧的能量影響到腦部，就會以精神狀況異常的樣貌顯現。

其實治療精神疾病並不困難，但得去處理個案過往的創傷能量及扭曲的心念。例如：發生大地震之後，會有很多人成為創傷後壓力症候群，持續活在地震的恐懼中，感覺地震隨時都會再來，連做夢也都在恐懼地震的來臨。

人在經歷很大的創傷之後，我們的情緒能量場會出現混亂卡住的狀態，無法光用理智來說服自己不要擔心害怕，所以得要去調整和處理情緒能量場。通常這樣的調整並不困難，尤其是小孩子，即使是受過性侵或家暴的孩子，在我的臨床經驗裡，大多數可以在三十分鐘內調整好他們的能量場。

調整完情緒能量場之後，即使那些負面記憶還是存在，但已經不會造成當事人情緒上的困擾，心情可以平靜安詳，不再恐懼不安，只要當事人沒有繼續被性侵或家暴，一般都可以恢復正常的心理狀態，無須再複診。

治療成人時，所需的調整次數就比較多，因為帶著恐懼不安的情緒能量與負面的心念伴隨著當事人成長，使得當事人的世界長期處在被扭曲的狀態中，創傷就會連續不斷一個接著一個，所以必須一個一個的處理。

成年人如果往修行或自我成長的路走，有正向的宗教信仰，則比較容易調整，能夠在一到三次的診療後完全復原。但是如果完全沒有信仰，而且自我省思的能力很弱，看不到自己的問題，也不願意接受他人建議做出改變或調整，則會有較長的路要走，得在痛苦中不斷的磨練到一定程度，才會成長改變。

西醫較多著重於開處方藥，用這些藥物鈍化痛苦不安的情緒，所以服用藥物後，人會變的遲鈍散漫，不會有太多情緒反應，比較感受不到痛苦恐懼，但同時也感受不到快樂喜悅。

長期服用多種精神科藥物的病人很容易看得出來，經常都是面無表情，即使在講述過去的劇烈創傷時，往往也不會帶有情緒，身與心呈現完全分離的狀態，這樣的病人其實很難治療。

但如果已經長期服用多種精神科藥物，病人千萬不能自己亂停藥，否則會有危險，必須找到好的醫師協助，一方面調整心念情緒，一方面調整藥物，雙管齊下才是正確的因應之道。

一切唯心造，治療精神疾病也不例外，生命中的逆境，包括疾病，都會帶給我們學習及成長，勇敢地面對困境和過往的創傷即是療癒的開始。

13

接受疼痛 就能消滅疼痛

一般人感到疼痛時會產生抗拒，這時身體的能量會整個收縮。所以痛的時候要告訴自己：「我願意接受這種痛的感受。」疼痛就會隨著心的放鬆而漸漸緩和了。

有些人很容易落枕，其實只要知道造成落枕的成因，要改善並不困難。落枕發生的原因可以分為內因與外因兩部份。

有些人睡覺時習慣打開窗戶或是吹冷氣，如果讓冷風吹到頭，就很容易造成能量場上的不協調，也就是中醫所謂的風邪。建議睡覺時要注意頭頸部的保暖，可以考慮在頭部包覆毛巾，最好關上窗戶，儘量不開冷氣睡覺。如果已經受到風邪，可以用吹風機對著疼痛的部位吹，或用刮痧、針灸等方式處理。

此外，有些人睡前全身沒有放鬆，肌肉緊繃也容易導致落枕，建議睡前先做《九心喜悅快速能量調節DVD》的失眠調整法，例如：安撫三焦經的動作，讓身體放鬆。也可以試試用熱水泡腳、聽輕音樂，或是灑幾滴能夠幫助放鬆的精油。

一旦落枕，起床時頸部會很痛。一般人感到疼痛時會產生抗拒，這時身體的能量會整個收縮，肌肉變得緊繃只會更痛。所以痛的時候要試著告訴自己：「我願意接受這種痛的感受。」慢慢放鬆身體，疼痛就會隨著心的放鬆而漸漸緩和了。

除了前述的外因部分，睡落枕還有內因部份。心理層次上，生氣，包括生悶氣，都會造成膽經不通暢，而膽經不通暢，則頭頸部能量會不協調，所以容易睡落枕。

除了可用DVD所介紹的方法來調節能量場外，還可以順著大腿上方膽經的環跳、風市、中瀆、膝陽關等穴位用力敲打，來舒通膽經，對落枕也會有改善。

此外，還必須早睡，最好能在晚上十一點前就寢，同時儘量不要生氣（DVD中也有介紹萬一生氣的話，可以做「甩還宇宙法」、「貳、陸脈輪連結」及「關任脈」三個動作來快速調整能量），這些都是預防和治療落枕的有效方法。

此外，患者還可利用頭頸肩拉筋的方法來改善症狀，但患有高血壓、心臟病、骨質疏鬆症或長期體弱的重症患者，則務必請示醫生是否適合做這類拉筋法。

其實落枕外因的形成追根究柢也是內在因素引起的。為什麼嬰兒不會有落枕的問題，正是因為嬰兒的經絡氣血暢通，即使稍受寒氣也不易發生落枕。成人容易睡落枕是因為頭頸部的能量原本就有不順暢的現象，組織及架構已經不穩定才會如此，否則也不會輕易受到外力的影響。

就如同有些人認為是跌倒才導致骨折，但如果骨頭密度正常，即使跌倒了也不易造成骨折現象。會一跌倒就產生骨折的現象，往往是因為原本骨質就有疏鬆的問題，骨質疏鬆是現代人很常見的問題，常有病人問我該如何透過日常飲食補充鈣質，以預防及治療骨質疏鬆。

導致骨質疏鬆的原因很多，包括缺乏運動使得骨質密度差，不喜歡曬太陽、過度防曬，或是很少戶外活動的人，容易造成維生素D不足引起骨質疏鬆，而過度食用肉類的人，容易因為肉類中的蛋白質和酸性物質，增加鈣質流失的機會，另外，如果內心及情緒上認為自己的生命缺乏支撐力，都可能是導致骨質疏鬆的原因。

黑芝麻（要磨成粉才能吸收）、黑糖蜜（molasses）、豆腐、深綠色蔬菜、秋葵等食物都是很好的鈣質來源。但是鈣質的吸收需要有足夠的維他命D，鈣質攝取得再多，如果沒有足夠的維他命D也很難吸收，而維他命D最好的來源是太陽，所以一定要不時曬曬太陽。

補充鈣質，不宜靠維他命劑，最好是吃含有豐富鈣質的天然食物，才是最好的補骨方式，因為骨頭的組成不是只有鈣，還有鎂、錳、磷及其他少量元素。含有豐富鈣質的食物也常含有其他礦物質，取之於大地的食物，自然有其天生天長的平衡與均勻之處，這不是人工的藥劑可以隨意替代得了的。

平常走路要用後腳跟，對於強化骨質密度效果很好，甚至比吃藥還有效，如果體力許可，就試著練習只用腳跟走路，腳掌不碰地，若是老人家或平衡感比較弱的人，可以腳跟稍稍施力的著地後，再把腳掌放下的方式練習，對於骨質疏鬆的問題很有幫助。

我有一位將近八十歲的病人，很不喜歡吃藥，原本骨質密度小於負二，接近負三，後來每天赤腳用後腳跟走路三十至六十分鐘（老人家要注意平衡與安全），加上曬太陽和補充鈣質豐富的食物，半年後再去檢測，已經恢復正常值，連醫生都很訝異沒吃藥，骨質怎麼能夠恢愎得那麼好！

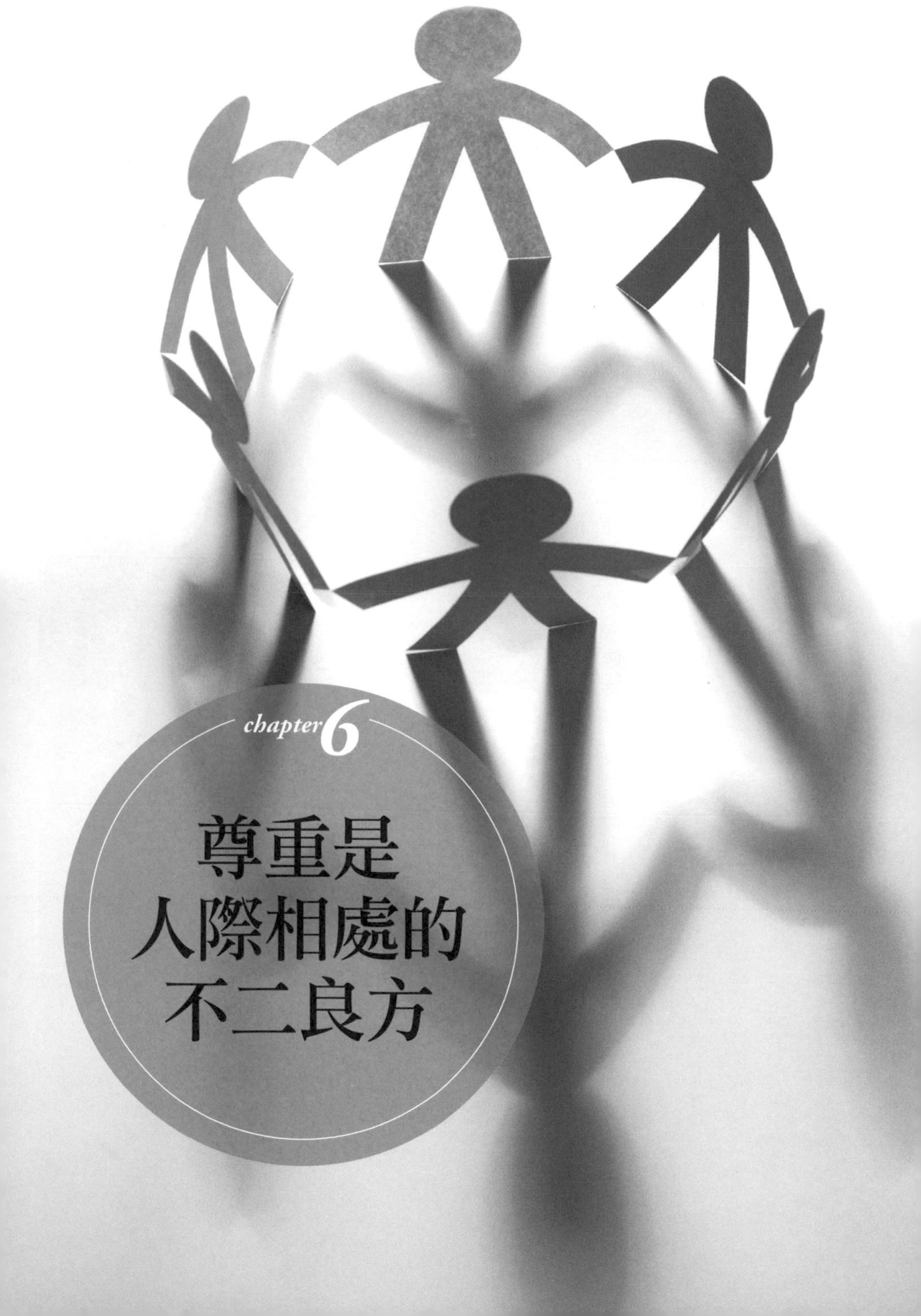

chapter 6

尊重是人際相處的不二良方

1 自己如何看待自己最重要

一個人的情緒和如何看待自己，往往是自己的問題，有了這樣的認知，才能夠做自己的主人。

有朋友跟我分享名為《壓抑的來源》的影片，片中將人分成「社會人格者」和「反社會人格者」兩類，片中將「社會人格者」定義為會想讓自己和他人都生活得好，有正確的財產觀念，喜歡轉達好消息，而且說話精準內容確切，讓身邊的人都開心快樂，士氣高昂的人；相反的，「反社會人格者」則對別人敵視，不信任他人，雖然看起來理性且具說服力，但基本意圖卻是壓抑他人，所以只佔人口二〇%左右的「反社會人格者」，卻是多數禍害的根源，大家應該學習辨識這些人，避免和他們來往。

看完這個影片後，我覺得有些地方需要釐清，跟大家分享一下我的看法。其實大部分人或多或少都帶有「社會人格者」和「反社會人格者」的特質，就像有些父母很會鼓勵讚美別人的孩子，卻常常對自己的孩子批評、貶抑，因為不希望自己的孩子被誇獎後過於自負，反而不再進步，所以很少稱讚自己的小孩。

影片中提到，反社會人格者只贊同破壞性的行為，並打擊建設性和助人的行為或活動。但反觀日常生活中，我們的言語、思想、行為種種，自己究竟是社會人格者還是反社會人格者其實很難切割分類。就像在面對各式新聞時，我們是批判性多還是建設性多呢？對於政府所做的一切，我們是建設性的提議多，還是抵毀性的謾罵多呢？同儕有所成就，得到上司的肯定時，我們是真心的歡喜祝福，還是又羨慕又嫉妒呢？開車被超車，或是趕著上班的途中前面剛好有人緩步前進時，我們是心平氣和的面對，還是心中暗罵呢？

片中提到反社會人格者總是習慣性的選擇攻擊對象：如果輪胎輾到釘子漏氣了，他就咒罵同伴；隔壁鄰居的音響太大聲，他會踢貓來發洩，而不是找出問題的根源。我們是否也常犯這樣的錯誤呢？在公司被老闆責備，憋了一肚子氣回家，看到孩子還沒寫完功課就在玩玩具，於是大發脾氣；東西買貴了，跟商家囉嗦半天還是不能退貨，回到家看到屋子亂七八糟，先生還翹著二郎腿和孩子一起看電視，一把火氣上來，把先生和孩子都罵了一頓，連八百年前的老帳都搬出來。

片中傳達的想法很容易引起共鳴：把自己不幸的遭遇或情緒推卸給別人，排擠特定的人，自己就不用對這些遭遇和情緒負責。但這樣做不但無法讓自己進步，還容易造成社會和家庭的亂象。如果我們認定家人、上司、同事是所謂的「反社會人格者」，我們可能會陷入更痛苦的狀況，因為能改變的有限，甚至完全無力改變，就像我們無法改變血源的事實，我們也可能無法馬上換到另一個滿意的工作。事實上別人如何看待你並不重要，重要的是自己如何看待自己，我們本來就無法取悅所有的人，如果有人看輕自己，但自己並不看輕自己，那麼自己就不會受到影響；別人批判自己，但自己懂得透過這些批判來反思和鼓勵自己，那麼對自己而言，這些批判就成了正向的激勵。所以一個人的情緒和如何看待自己，往往是自己的問題，有了這樣的認知，才能夠做自己的主人。如果認為自己的情緒是他人的問題，我們就受制於他人，會讓我們把自己人生的自主權交給他人，同時讓我們沉溺在受害者意識中無法自拔，只會不斷的怨恨與排擠他人。

室友亂穿我們的衣服，我們可以誠實但友善地告知對方，必須先徵求我們的同意才能穿我們的衣服，我們無需為此生氣或與對方交惡，每個人都要學習如何適度的表達自己的感受和需求，別人才能知道我們的感受，畢竟不是每個人的想法做法都一樣，無法要求別人完全了解我們的感受。當我們不往內反思自己，只往外怪罪他人時，受害者意識就開始形成，最終會讓我們生命愈來愈無力，千萬不可不慎啊！一個有主見、有自信的人自然不容易受他人影響；反之，一個容易自我批判的人，就容易認同他人對自己的批判，所以外在往往是自我內在的反射。生命的喜悅與和諧不是來自於對他人的厭惡、排擠或分離，而是來自於愛、尊重、善解和包容。

2

最大的敵人是有分別心的自己

當心中只有自己時，那麼自己以外的所有人，就是別人，就是敵人。

很多人以為先對他人付出關愛是一件很困難的事，總覺得一定要有回報才可以付出，不然就白白浪費了，所以總是再三計算，小心翼翼，深怕吃虧。

我們投到宇宙的一切，就像是儲蓄，如果想得到愛與關懷，那麼就要去愛、去關懷，而不是等著先被愛被關懷，才願意給愛給關懷，就好像要能從銀行領得出錢，就要先存款到銀行一樣的道理。

再說，何謂「別人」？何謂「敵人」？

當心中只有自己時，那麼自己以外的所有人，就是別人，就是敵人，包括兄弟姊妹，甚至父母，

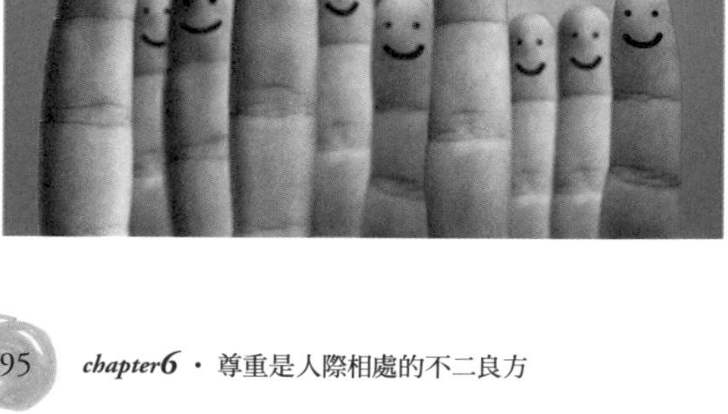

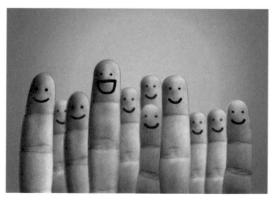

所以我們會看到有些人為了家產與至親你爭我奪的告上法庭，不惜與手足反目成仇，與父母對簿公堂。說起來，兄弟姊妹原本是上天賜給我們最親密的依靠和支持啊！

當心中只有家庭時，那麼所有非自家人的其他人，就是別人，就是敵人。所以會跟左鄰右舍爭吵摩擦，斤斤計較，甚至老死不相往來。不能體認遠親不如近鄰的道理，天天擔心小偷闖空門，或是壞人上門時只能獨立應付，如果能夠敦親睦鄰，守望相助，哪用得著天天提心吊膽，寢食難安呢！

當心中只有同一縣市的人，那麼其他縣市的人，就是別人，就是敵人。所以就希望核電廠、垃圾場這些建設最好都蓋到外縣市去，不要設在自己的家鄉，殊不知核電污染那有什麼縣市區隔離，一旦發生危險，所有人都必須共同承擔。

當心中只有同黨派的人時，那麼其他黨派的人，就是別人，就是敵人。所以希望不同黨派會遭遇失敗，當不同黨派的人執政時，就會想看他們出醜、失敗，卻沒想到無論那個政黨當政，大家都是在同一條船上，同舟共濟，一旦翻覆，所有人都有滅頂的可能。

當心中只有國家時，那麼其他國家的人，就是別人，就是敵人。所以希望把最好的資源都留在自己的國家，那些可能導致重大污染的工廠就去設在別的國家。

就像日本當初在台灣大量砍伐珍貴的千年大樹，做成木材家具，運送到日本，但卻嚴格保護自己的森林不受任何砍伐破壞；或是為了進口便宜的牛肉，已開發國家聯合起來壓榨擁有熱帶雨林的經濟弱勢國家，讓森林變牧場，完全不理會熱帶雨林是地球的肺，負責產生大量的氧氣，同時吸收二氧化碳，幫助調節地球溫度，降低溫室效應。

事實上，熱帶雨林也是人類許多寶貴救命藥材的來源，一旦失去就很難再恢復，破壞熱帶雨林所帶來的影響難以衡量，對全球都有極大的影響，絕對不只限於熱帶雨林所在的幾個國家而已。

我們的心劃分在哪裡，別人、敵人就在哪裡。如果心能包太虛，就會明白在宇宙之中，其實並沒有所謂的別人或敵人，所有的眾生都是一體，人類最大的敵人往往是劃分彼此的自己。

3 言語的力量

言語的力量很大，
如何讓人與人之間能夠和睦相處並不是一件容易的事，
必須要有慈悲和智慧。

友人跟我說有一天下午走在路上，跟一個殘障的先生買了一張彩券，一位婆婆正好路過，對著賣彩券的先生說：「真可憐，我也買一張好了！」友人跟婆婆說：「他一點都不可憐，能夠自己工作是件很棒的事！」這時賣彩券的先生非常激動，揮舞著手，對著婆婆說：「妳走，我不要賣妳！」友人只好幫著婆婆安撫賣彩券先生的情緒，告訴他婆婆只是關心，沒有惡意，聊了一會兒，賣彩券的先生心情才慢慢平靜下來。

生命沒有高低尊卑，婆婆的慈悲心與善念是因賣彩券的先生而起，賣彩券的先生也因為婆婆的購買，增加了一些收入。所以生命裡並沒有絕對的施者，也沒有絕對的受者，施與受本來就是一體兩面的互動。如果明白這個道理，我們自然會打從心裡尊重、感恩與愛所有的人，這麼一來，所有的行為就會是尊重、感恩與愛的流動。

在我們給出愛和關懷的同時，務必記得，沒有人想被人可憐，大多數人在接受別人的好意時，希望收到的是尊重與祝福。與他人互動時，如果我們的行為是基於可憐別人，那麼善意的背後其實是帶著我尊你卑的心念，認為自己是較優越的施予者。

另一方面，當我們對他人的言行舉止產生負面的感受時，就要試著反思自己是否也是如此批判和不接納自己。

如果我很討厭別人說我胖，認為自己不好看，背後其實是自己很在意胖瘦，覺得自己不夠好看。如果不認為自己太胖，也沒有嫌自己不好看，那麼根本就不會因為別人認不認為自己胖瘦或美醜而有情緒反應。人對於自己不在意的事情根本不會有任何的情緒反應，自

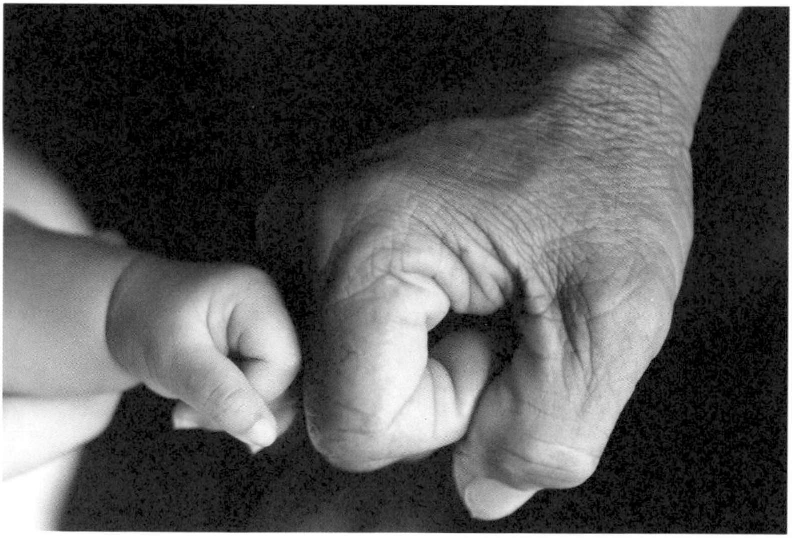

然也不會受到影響。所以胖瘦美醜都不是問題，問題在於我們如何看待自己。

言語的力量很大，如何讓人與人之間能夠和睦相處並不是一件容易的事，必須要有慈悲和智慧。前述例子的婆婆，其實是因為慈悲心，才想跟彩券先生買彩券，但因為話說的不得體，反而讓彩券先生受到傷害，婆婆的好心好意反而成了狗咬呂洞賓，不識好人心。

我告訴我的朋友，其實可以帶著微笑跟婆婆說：「你不覺得賣彩券的先生真的很棒，那麼認真努力的工作，是很多年輕人的榜樣呢！」如此一來，婆婆會瞭解自食其力是一件很值得鼓勵，而不需要可憐的事，自己能夠幫得上忙，也是一件值得高興的事，對賣彩券的先生來說，這樣的言語跟態度也會讓他直接的感受到，自己是被他人所尊重與支持的。

4 如何開創正面能量場

如果聽到他人抱怨，
我們不去抗拒批判或對他人的言行感到厭惡，
那麼對方所發出的負面能量就不會跟我們產生共振。

一位師姐來看診，提到一起去旅行的友人，一路上不斷的跟她抱怨，訴說自己如何被不公平的對待，心裡感到如何生氣，如何不開心，在旅行的過程中不停的重複這些抱怨，讓這位師姐聽了頭好痛，最後實在受不了，就直接告訴朋友：「你不要再說了好嗎？你這麼多負面能量轟炸得我頭好痛喔！」

沒想到友人聽了很不高興，反問師姐：「妳不是XX的委員嗎？不是就是要陪伴我、聽我訴苦的嗎？」師姐回答：「老師說這世界本來就是不公平的，哪有什麼好抱怨好生氣的呢？」沒想到同行的友人聽了更加不開心。師姐對於這樣沒完沒了一直抱怨的人，實在不知道該如何面對共處。

我告訴師姐，她的頭痛並不是因為同行友人抱怨產生負能量所引起，而是師姐的內心對於友人的抱怨產生了抗拒、憤怒、批判的心念，才會引起頭痛。

當友人在訴說自己遭遇的不公平時，師姐雖然沒說出來，但心裡不斷的在批

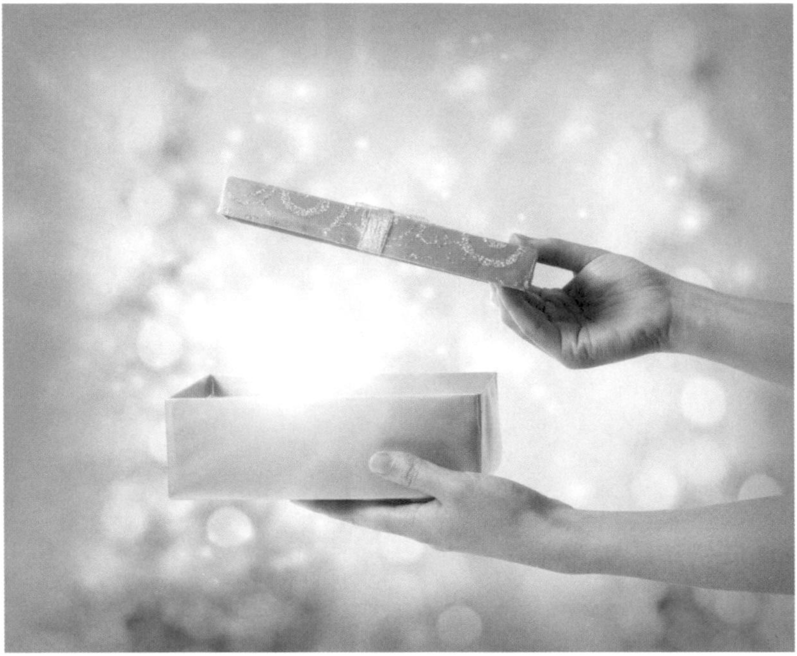

評、厭惡友人的言行，所以才會感到頭痛。

如果聽到他人抱怨，我們不去抗拒批判或對他人的言行感到厭惡，那麼對方所發出的負面能量就不會跟我們產生共振，自然影響不了我們，如果我們可以更進一步站在對方的角度，對於他所承受的痛苦感受產生同理心，並且予以祝福，希望對方能早日脫離這些痛苦，那我們便開創了一個正面的能量場，送出的正面能量不但幫了對方，也幫了自己。因此，並不是誰讓我們感到頭痛或生氣，而是我們自己讓自己頭痛或生氣。當病人產生同理心，不再氣對方的時候，頭痛當下就消失了。

話說回來，同理對方不代表我們認同對方的行為，只是我們明白，人無法擁有足夠的智慧和慈悲，能看清所有的事情，所以會引來很多痛苦的想法，做出不正確的事情。每個人都有不同的家庭背景與人生經驗，從中累積了不同的習性，所以遇到事情會有不同的想法與做法，進而從事件中得到應有的學習與成長。

聽到他人抱怨世界不公平時，我會先同理及尊重對方痛苦的感受，再與他分享自己的經驗與看法。其實宇宙很公平，所有我們投到宇宙的一切，最後都會回到我們身上，該我們的躲也躲不掉，不該我們的多爭也無益。

就好像和朋友一起去旅行，有的同伴被升等到商務艙，但自己卻沒有得到相同的待遇，這也不見得不好，每個人的福報不一樣，現在少花一些福報，可以留著以後慢慢用，太快享受福報，一旦享盡了，苦便接著來了。更何況，出國旅行搭飛機只不過是交通工具，如果把所有的注意力都放在不愉快的事件上，便無法享受旅遊所帶來的喜悅，可能會錯過更多真正寶貴的東西。

最近有個病人與我分享，一年前他第一次因身體不適看給我看診的時候，我曾經勸他不要跟家族的親友爭奪財產而鬧上法院。該他的錢財，別人拿也拿不走；不該他的錢財，即使表面上看起來好像搶到了，日後也會以其他的方式失去，到時候除了失去錢財，還會失去親人的愛與支持，更加得不償失。所以要盡量跟家人結好緣，凡事隨緣自在。

病人把我的話聽進去了，放棄與家人爭產吵鬧，沒想到雖然財產少分了，但往年他所種植的水果，每年颱風一過都會受到很大的打擊，收成至少都少掉一半以上，但今年雖然也有嚴重的颱風掃過他的果園兩次，他的果園竟奇蹟式的沒有受到損害，因此今年大豐收，收入比起往年大大的增加了數十萬。

增加的收入不但完全彌補他短少的那份財產，更因為沒與兄弟爭財產鬧到翻臉，所以大家還是能和睦相處，對於這樣的結果，他真的很感恩，也覺得老天爺真的很公平。

宇宙是一個很大的能量場，凡我們投向宇宙的，終將以不同的形式回到我們身上，所以當我們受到看似不公平的待遇時，先不用急著抱怨，應仔細思考自己是如何創造這樣的因緣，如果不喜歡現在所面臨的情境，那麼就想想自己可以如何創造不同的因緣，來改變未來的結果。

如果我們想要得到更多的愛，得要先對他人或世界投以更多的愛；想要得到平安，得要幫助更多人得到平安。一個人要先在宇宙的銀行裡存入想要的東西，才有機會取回想要的東西，如果沒有在銀行儲蓄，但老想著要跟銀行要錢，那是不可能的。

5 看清念頭，才能夠改變命運

我們投到宇宙的一切都會回到自己的身上，所以如果常被人誤解或是感到被別人貶抑，就要先從自身找出原因。

阿雅、小芳和小美在同一家公司上班，中午都在公司餐廳用餐。平常都是阿雅和小芳同桌吃飯。有天小芳不在，阿雅和小美剛好坐在同一桌吃飯，阿雅告訴小美：「今天旁邊換了不同人坐，還真有點不習慣。」阿雅其實只是找話題聊天，順口闡述一個單純的事實，完全沒有其他意思。

沒想到小美聽了心裡很不是滋味，腦子開始不停的想：「阿雅是不是在嫌棄我呢？是不是看我不順眼？我是不是在什麼地方有得罪她，不然她幹嘛特別告訴我這件事？難道她平常就不太喜歡我嗎？仔細想想，她平常真的很少跟我說話，肯定是有些排斥我。」最後小美腦中記得阿雅說的話就是：「我不喜歡跟你坐在一起」。殊不知小美在聽話的當下，已經把阿雅的話在她的腦子裡轉了又轉，過度解讀阿雅的話而不自覺。所以小美非常肯定阿雅絕對有說過：「我不喜歡跟你坐在一起」這句話。

有些人的情緒能量場是屬於聽覺型的，他們的優點是很懂得傾聽，能夠聽懂別人話裡的意思，甚至可以聽出說話者沒有直接表達的真意，可以成為很好的心理師或諮商師。但缺點是當他們的能量場不穩定時，很容易把別人說的話或做的事，在腦筋裡轉了好幾圈，不斷的揣摩對方的意思，進而造成事實的扭曲。

之前有一位長相清秀的女病人，她有類似蕁麻疹的皮膚過敏問題，臉上的皮膚雖然看起來還好，但隱隱可見之前應該長了很多痘痘，此外眼睛也有飛蚊症和過敏結膜炎的問題。病人告訴我自從和交往八、九年的男朋友分手後，就開始一直冒出痘痘，看遍中西醫都無效，直到開始去上身心靈的課程才慢慢改善。

我問病人是不是在生什麼氣呢？她突然紅了眼眶哭了起來，告訴我她很生自己的氣，覺得自己很沒用，好像很多方面都不如人，與前男友分手，潛意識其實覺得是男朋友因為自己不夠好，所以才拋棄了她。

測了病人的能量場，發現她是聽覺型的情緒能量場，所以我再問她，有誰說過她不好嗎？病人說和前男友交往時，前男友老是拿她和社會經濟地位很高的前女友做比較，讓病人常常覺得自己不夠好。

我告訴病人，社會上的每一個人，每一個生命，都有他的價值，前男友的談話，也許並沒有任何貶低她的意思，事實上，人只有在自己也不認同自己的價值時，才會因為別人的言語而有被貶低的感受。

我們可以學著如實的觀照自己，清楚的看著每個念頭的出現，但不要去批判自己的念頭，如果自己一直有很多批判，負面情緒便會一再出現，對很多事就容易過度解讀。人與人之間的誤會常是這樣自我造成的。

我們投到宇宙的一切都會回到自己的身上，所以如果常被人誤解或是感到被別人貶抑，就要先從自身找出原因，往自己心裡面看，想想：「我是否也常常誤解別人？聽別人說話時，我是否很容易想得太多？會不會常被朋友或家人說：『你想太多了，我並沒有這樣的意思。』但自己心裡卻非常篤定認為對方一定有這樣的意思？」

人唯有真誠的檢視自己的內心，看清自己的念頭，才能夠改變自己的命運。當我們帶著某些既存的偏見面對這個世界時，就容易誤以為這些偏見應該是不變的真理。

當情緒不穩時，建議自己先調整能量場，練習「甩還宇宙法」、「貳、陸脈輪連結」及「關任脈」三個動作，讓自己帶著穩定輕鬆的能量場，才不會繼續吸引更多不愉快或生氣煩躁的能量場。

6

別人生氣我不氣

別人因為失去慈悲心而帶來痛苦與憤怒的情緒心念，並不代表我們也應該要失去慈悲心。

有一回一位師姐告訴我，她在活動中被一位師兄大聲喝斥怒罵，讓她氣得胸口發悶，難受到幾乎想喊救命，問我該怎麼辦才好。

我告訴師姐，罵人的不是她，所以情緒有問題需要調整的人也不是她。除非她認同或抗拒師兄的說法，情緒隨著師兄起舞，問題才會跑到自己身上。舉例來說，如果有個生氣的瘋子對著我叫罵，或是有一隻狗對著我狂吠，我其實無須跟著生氣或喊叫，只要離開和祝福那個生氣的人或是那隻狂吠的狗就好了。

狗亂吠不是我的問題，是狗的問題，但如果我因此而感到生氣或恐懼，認為狗不應該那樣做，不應該對著我吠，也不應該對我不友善，應該要順我的意，喜歡我，對我示好等等，這就是我的迷惑與妄念，如此一來，問題就在我身上。

我們不需要在意別人的行為，只要管好自己的心念，善待自己，就是不為別人的錯誤行為，而讓自己起了不舒服的反應。別人因為失去慈悲心而帶來痛苦與憤怒的情緒心念，並不代表我們也應該要失去慈悲心。大聲斥責怒喝他人的人，便讓自己處於地獄般的世界，如果我們隨著做出反應，就一起進到了地獄般的世界。

經常生氣憤怒的人，對身體往往造成很大傷害而不自知。我曾經治療過一位退休的職業軍人，就診前半年開始出圓頂禿的問題，看了皮膚科醫生後，拿了外用的類固醇，用了幾個月但效果很有限，只是讓已經禿掉的地方不再擴散惡化，但對於頭髮再生並沒有太大的幫助，所以他就停止擦藥，來給我看診。

我發現這位病人掉髮禿頂的地方是膽經經過之處，測試他的能量場後，也發現他的膽經能量不協調。問病人是否很容易動怒，病人說因為孩子不聽話，所以常惹他生氣，不過他也承認自己的確脾氣較暴躁，很容易發怒。

我幫病人調整了情緒能量場，告訴他一旦生氣要趕快釋放生氣的能量（可以試著做能量DVD裡的生氣處理法：甩還宇宙法、貳、陸脈輪連結及關任脈，如果還沒有完全恢復平衡，就接著做五分鐘快速能量調節），不要讓生氣的能量停滯在身體裡。除了多做釋放生氣的能量運動，我也建議病人應該常常敲膽經，然後晚上早點睡覺，最重要的是不要動不動就生氣。一個月後，病人告訴我他大多數的頭髮都已經長回來了。

如果被人無理的怒罵或生氣，我們無須陷入痛苦的情緒心念裡，不要一再的想著對方如何的不是，自己又如何的委屈，而要保持警覺，看清楚對方的處境與

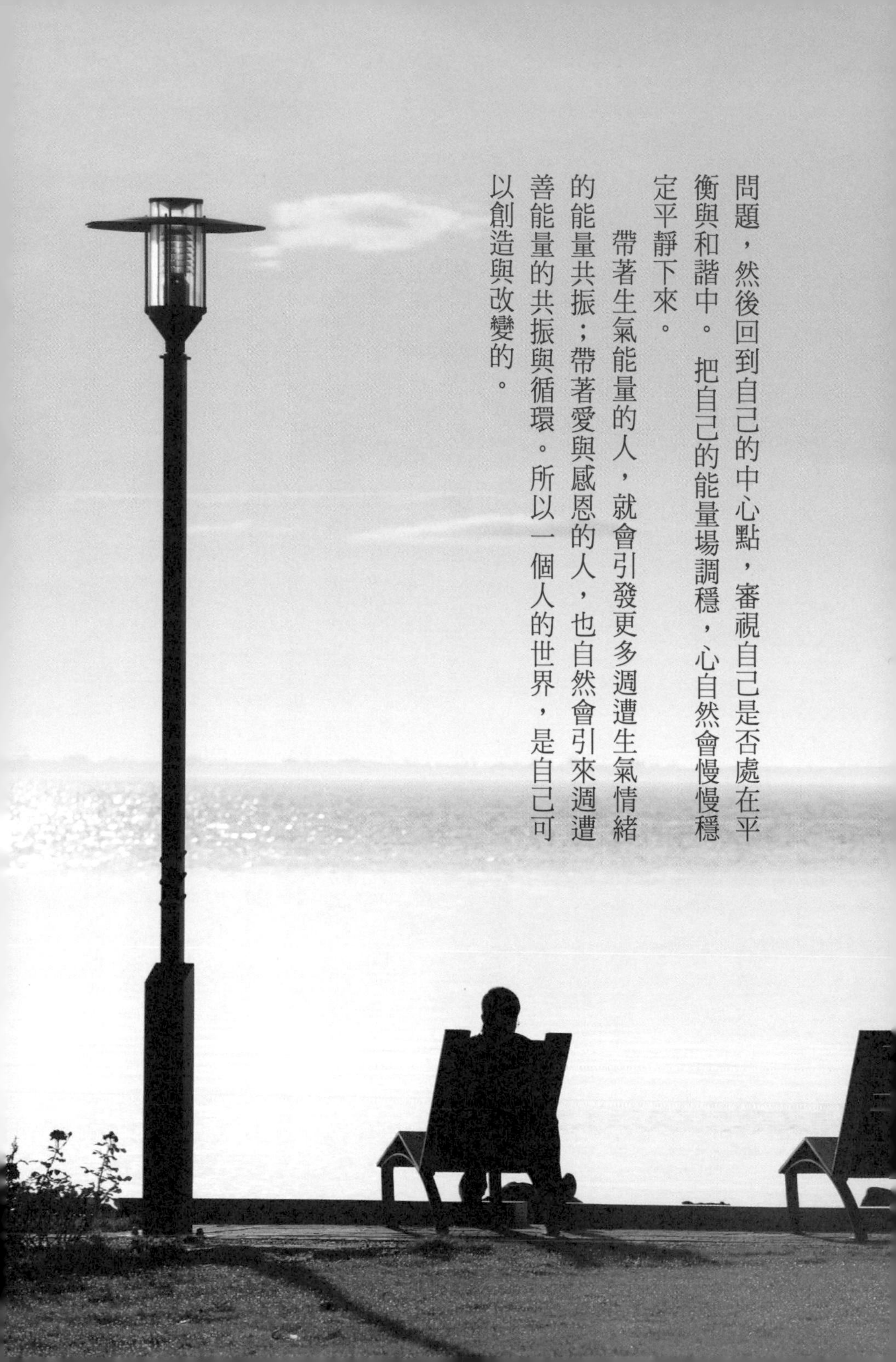

問題，然後回到自己的中心點，審視自己是否處在平衡與和諧中。把自己的能量場調穩，心自然會慢慢穩定平靜下來。

帶著生氣能量的人，就會引發更多週遭生氣情緒的能量共振；帶著愛與感恩的人，也自然會引來週遭善能量的共振與循環。所以一個人的世界，是自己可以創造與改變的。

7 為什麼我總是這麼衰

有受害者意識的人，總是覺得自己很可憐很無助，認為整個世界都在欺負自己，感覺自己無法採取改變的行動，只能悲傷與自憐。

有些人初次看這篇文章可能會感到生氣憤怒，為此我誠摯的表示道歉，如果您對這篇文章的觀點感到不舒服，我誠心的請您多讀幾次，慢慢體會我寫這篇文章所想表達的愛、祝福與尊重。

診間常看到沮喪、焦慮、肥胖、全身多處疼痛等的病人，他們的內心常常帶著「我是無力的受害者」的想法。有受害者意識的人，總是覺得自己很可憐很無助，認為整個世界都在欺負自己，所以自己總是被卡住，成為被他人陷害或迫害而動彈不得的受害者。感覺自己無法採取改變的行動，只能悲傷與自憐。

事實上，雖然受害者的角色看起來很糟糕，但是身為受害者也有它的好處，所以有時候會讓人深陷其中，對扮演受害的一方上癮。當受害者的好處，首先就是不必為自己的行為負責，不必為改變而承擔風險。因為過錯都在別人身上，不是自己的問題；因為我是被害的，所以停留在現狀對我而言比較安全；因為都是別人的錯，我不需要承擔起被拒絕、被批評或失敗的風險。

此外，受害者會短暫的得到他人的同情、關懷與注意。受害者所需要的關懷經常是無止盡的，透過不斷的跟他人訴苦，一再的重複雷同的故事，來取得別人的同情與關心。剛開始周遭的人還會給予安慰和幫助，讓受害者感到好過一些，因此受害者會繼續不斷的訴苦，期待能得到更多的同情、關心或協助。但長此以往，周遭的人終究會感到厭煩和無奈，慢慢的便會避而遠之。

這時候，受害者往往會把委屈悲傷轉化為生氣憤怒。「為什麼別人都不理我，不再關心我呢？他們怎麼可以這樣對我？」有些人甚至會以更激烈的手段來搏取他人的關懷與同情，例如自我傷害或是三天兩頭鬧自殺。帶著：「他們這樣對我，我要讓他們後悔！」的心態，選擇一些傻氣又無用的做法。

事實上，如果別人已經不想理會我們，傷害自己只會讓他人更想離開我們這個麻煩製造者。即使我們死了，他人或許會感到一時難過，但並不會維持太久，畢竟是我們自己選擇傷害自己，與他人無關。

受害者上癮還有一個理由是讓自己感覺良好。當一個人覺得自己是受害者時，其實就是認為別人做錯事，自己才是對的。千錯萬錯都是他人的錯，我是無辜的受害者。受害者的心念是：「老闆把我吃的死死的，叫我做很多工作，我連為自己辯駁的能力都沒有，我因此犯了胸悶心痛的毛病。」但實相可能是：「老闆希望提升我的工作能力，我願意儘量發揮，對公司而言，我是有價值的。當我的能力愈來愈好，在公司裡是不可或缺的，我當然會爭取更好的薪水。當我願意接受生命所發生的一切時，自然不用壓抑，也不會因此而感到胸悶心痛。」

另一個受害者心念可能是：「同事自己對上司不滿，但卻誘導我說出批評上司哪裡做得不好的話，然後把我說的話拿去告訴上司，讓我很生氣。我很討厭我的同事和上司。」如果能看清，實相可能是：「我會批評上司，是因為我對他不滿，希望他能夠依照我的需求和期許而改變。」實相背後的意念就是：「我比上司還要知道他應該要怎麼做，所以他應該聽我的！」現在我可以告訴自己：「我願意為自己所說出去的話負責，是我自己選擇要說這些話的。如果我不希望上司知道我的想法，我可以選擇不講給別人聽。如果我對上司不滿，我可以直接跟他溝通，不需要在背後抱怨批評他，否則等到話傳到他的耳朵裡可能已經走調了。」

還有一種受害者心念是：「我的父母逼我念了我討厭的科系，我的人生被他們毀了。我完蛋了！」實相可以是：「當時的我無法自己做決定，所以我的父母替我做了他們認為對我是最好的決定。但是我現在知道如何替自己做決定了，我可以選擇走不同的路，學我想要學的，做我想要做的。活到老學到老，大多數人工作上所需要的知識和技巧也是畢業後慢慢學、慢慢累積經驗的。我可以從現在開始為我的人生負責。」

受害者必須看清自己為什麼會選擇扮演受害者角色，才能找出深陷其中難以自拔的原因。誠實的正視自己的內在意識，才會知道自己可能是為了前述的好處，才自願選擇扮演受害者。只有當我們決定放棄那些好處，我們才會願意走出受害者的角色。

剛開始離開受害者的角色時，會有無所適從或是十分空虛的感覺，因為過去的生命充滿訴苦和抱怨，滿腦子想的和嘴巴上講的都是別人有多可惡，多會欺壓、陷害自己，自己有多可憐、多委屈、多無奈，對他人是多麼的忍讓付出等等。如果突然不再朝這個方向填塞，會覺得生命好像一下子空掉了。

不過這是一個一定要跨出去的轉變，跨出這一步，我們才能找回生命的力量，成為自己生命的主人，真正脫離無窮無盡的痛苦，也可以治癒疾病。如果不清楚自己可以怎麼思考時，先參考露易絲．賀的《創造生命的奇蹟》一書，她在每個章節最後都有很好的肯定句可以用來鼓勵和祝福自己，這段話就是很好的練習：「在我無盡的生命中，一切都是完美、完滿和完整的。現在我選擇以平靜、客觀的態度，來審視自己舊有的模式，而且我願意改變。我可以接受指導，我可以學習，我願意改變，我選擇以輕鬆的心情來面對。當我發現自己需要放下某些想法時，我選擇以如獲至寶的心情來應對，舊有的想法不再影響我了，在我的世界裡，我自己就是力量，我選擇讓自己自由，在我的生命裡，一切都是美好的。」

8

為什麼我會莫名其妙惹人厭

直言的人本身可能沒有惡意，他們只是習慣把自己的看法，誠實而直接地說出來，但是沒能顧慮別人的感受，

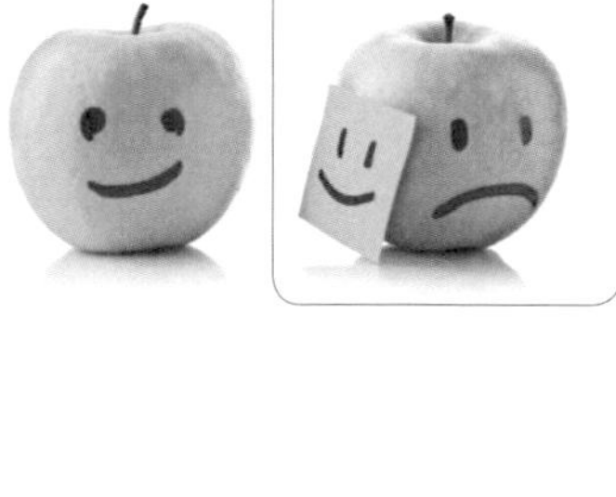

常聽到有人抱怨，說自己是直率沒心機的人，因為不懂得說好聽話哄別人開心，所以才會比較沒人緣不得人心！覺得自己實在很吃虧，因為說話直率常常會得罪人！

其實直率的人的確比較快人快語、古道熱腸，有時沒能得到他人的認同，自己難免覺得委屈。但是直率、沒心機、不懂得說好聽話，應該不是沒人緣或不得人心的主要因素。

一個人可以直率沒心機，但得要懂得同理和慈悲。如果只是直率，卻不懂得如何同理、將心比心，不能設身處地的為他人著想，那麼說出口的話就容易傷害別人，也容易得罪人和讓人感到生氣。

A女士正在怨哀自己命好苦，先生外遇不斷，孩子又不聽話，一旁直率的友人跟A女士說：「你就是不懂得管老公，太過順從，難怪你老公吃定你，連你的

小孩也一樣，都敢騎到你的頭上來欺負你！」A女士面對老公的背叛已經很痛苦了，直率友人的話宛如雪上加霜！

B小孩考完試回家，跟媽媽說今天數學有幾題沒看清楚，所以沒考好。媽媽聽了很不高興的說：「早就叫你要多檢查，你就是一直都那麼粗心，怎麼這麼笨！教都教不會！」B小孩考不好心情已經很差了，聽到媽媽的責備，對自己更加沒有信心了。

C太太今天買了一件跟隔壁鄰居小慧一樣的衣服，回家跟先生說自己就是看到小慧穿，覺得好漂亮，所以也跑去買了一件。沒想到先生回答：「小慧的Size跟你不一樣，人家瘦瘦高高的，那像你又矮又胖，怎麼穿也不會有人家那麼漂亮啦！」C太太原本歡天喜地的跟先生分享，被這麼一說，又惱又怒，夫妻兩人就吵了起來。

直言的人本身可能沒有惡意，他們只是習慣把自己的看法，誠實而直接地說出來，但是沒能顧慮別人的感受，尤其是當事人聽到他們的話時，會有什麼想法。實際上，有不少的傷人惡語、搬弄是非，從說話者的角度來看，也只不過是在說實話，所以，如果總是不經大腦的直接反應，想到什麼就說什麼，不能將心比心，謹言慎行，如此所種下不友善的因，自然會收到不友善的果。

我有一回去參加禪修，過程中有一位很熱心的學員，從一開始就幫所有人把電風扇打開，還幫著拿課誦本給大家，卻沒注意到有些人其實並不喜歡開電扇，另外有些學員已經記住課誦本的內容，所以並不需要課誦本，他的善意行為無意中反而造成某些人的困擾。

這位熱心的學員自認所做的一切都很合理，也全是為了大家著想，應該會獲得認同與感謝，但沒想到他的過度干預及服務，反而在無意中帶給別人麻煩。

同樣的情形也可能發生在其他場合。有些人初到新公司上班，就主動變更空調溫度，覺得這樣比較舒服，或是自認貼心的開啟更多照明設備，好讓房間更明亮，也可能移動辦公室既有的擺設，自認會比原來的擺設更加便利，甚至有些人習慣沿襲先前服務單位的做事模式，以為現在的公司也應該如此。

這些自認出自一番好意，在與其他人未取得共識前，就依自己的心意乍然行事的人，常常得罪了人也毫不自知，一旦發現他人的批評與閒話時，還會驚訝得感到傷心委屈，根本不明白自己的所作所為究竟有什麼問題，為什麼會招來批評和不友善的對待。

當我們被批評或說閒話時，最好先反思自己是否造成他人的困擾，是否影響了他人的權利，是否無意間破壞了新單位、新環境、新團體的傳統默契或不成文規定，是否有批評他人或說別人閒話的習慣。

初到一個新環境，當我們想要改變現狀時，最好先詢問他人的意見，改變後也要仔細觀察大家的反應，免得得罪人還毫不自知；同樣的，對於新來的同儕、同修，我們一方面要懂得包容和善解，另一方面也要勇於溝通，不要心裡不滿私下到處抱怨發洩，卻不敢或不好意思與當事人溝通。人與人之間要能夠互相釋出善意，才能和諧相處。

當我們人緣不好時，如果用「我這個人說話就是很直，所以很容易得罪人」，或是「我是基於一番好意，所以才幫你做這些事」為理由，那麼永遠無法改善自己的人際關係。一個人會得罪別人往往不是因為說話直率或是良善本意，而是因為說話傷了人心，或是為他人帶來麻煩。

俗話說：「良言一句三冬暖，惡語傷人六月寒。」所以再怎麼直言沒心機也要學著謹言慎行，避免說出讓他人傷心痛苦的話，懂得多說利己利人的良言善語。有話直說就好像是有情緒就直接發洩到他人身上一樣，往往容易造成兩敗俱傷的局面，並不是最好的溝通方式。

做人可以很坦率、沒心機，也不需要說好聽話哄別人開心，但是要懂得同理、尊重和善解，傷害人、嘲笑人，或擺起架子教訓人的話最好不要說，出於善意的建議，也要尊重對方的意願。能做到這樣，人緣自然會很好，也會很得人心。

9 一切唯心造

就算真的傷害了對方，感覺到報仇的快感，
自己卻付出極大的代價，
往往比對方所受到的傷害更高出許多。

得知明星鳳飛飛因罹患肺癌過世的消息，新聞報導提及鳳飛飛在過世前三年，經歷了摯愛的丈夫與胞弟前後病逝的悲痛，令她哀慟欲絕。中醫說「肺主憂悲」。過度憂戚、悲傷會傷肺，所以肺部的疾病與情緒有很大的關聯。

臨床上，我也曾遇到幾個治療很久，卻一直無法痊癒的肺部疾病患者，經過檢查發現都是因為情緒能量場失調，在經過情緒能量場與心念的處理以後，才得以慢慢地恢復。但並不是所有的肺部疾病患者都願意，或是可以改變心念，我也曾遇過寧願死都不願意釋放及改變的病人。事實上，幾乎所有

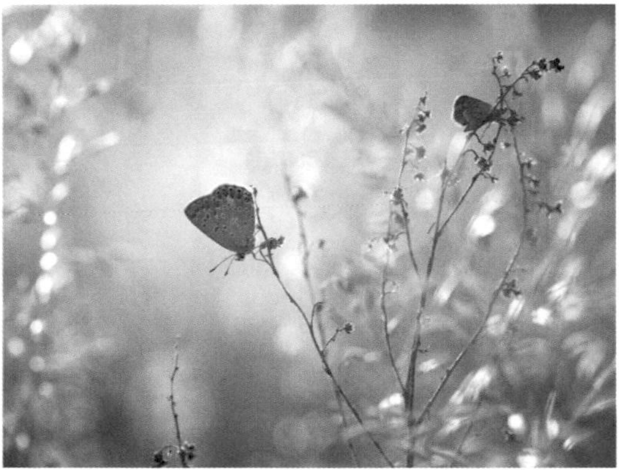

的疾病都與心念有關。

前些時候媒體報導，一名男子積欠銀行三百多萬，想向銀行申請分期償還不成，因為覺得被銀行刁難，為了出一口氣，竟發動四十名員工及親友，犧牲三天連假，到各個店家將三百多萬現鈔兌換成十元或五十元的硬幣。

由於正好碰到連假，所以三百多萬的硬幣很難湊齊，因此員工和親友必須想盡辦法，去超商、洗衣店、電子遊樂場等店家情商兌換，或是去跟週遭朋友籌措，最後這位男子還得花錢雇用吊車，將重達一千三百公斤的硬幣載到銀行去，結果銀行行員只花了兩個半小時就點收完畢。

相較於銀行行員只花費兩個半小時，就能在上班時間內將三百多萬的硬幣清點完畢，這位男子不但讓員工和親友耗費三天寶貴的假期去收集、清算換來的硬幣，還另外花錢請吊車拖運，算起來真的是得不償失的傻事，但這位男子卻因為自認報復了銀行而沾沾自喜。

我們在日常生活中，是否也有類似的思考和作為呢？認為昔日的情人、朋友或家人背信忘義，傷害了自己，所以存著報復心，處心積慮的想要討回來，天天活在充滿憤怒、痛苦、怨恨的情緒中，讓自己的身體細胞天天處於負面能量充斥的場域中，經常是想報復的對象還沒有報復到，自己的身心就垮了，就算真的傷害了對方，感覺到報仇的快感，自己卻付出極大的代價，往往比對方所受到的傷害更高出許多。

身心是相連的，什麼樣的心念，就為自己創造了什麼樣的世界，所以要治病一定要考慮心念情緒的因素。日常的生活保健上，除了飲食運動外，我們更應該注意修心養性，時時調整自己的心念與情緒感受。

心靈的力量對於個人的生命而言，就像是我們擁有的財富數字，最後要相乘的一個數字，一旦這個相乘的數字變成零，無論我們擁有的財富數字有多少個零，都沒有任何意義。很多人願意花大錢上高級餐館，買名牌服飾、高級轎車，或是去上些如何讓事業投資更成功的課程，但卻從沒考慮過把時間與金錢投資在心靈成長或自我療癒，使得身心很難平和安康。

心靈與慧命的成長，會生生世世跟著我們，不因肉體死亡而消失，外在一切卻是萬般帶不走，必然隨著肉體的死亡而離去。一切唯心造，心才是一切的主宰，千萬不可輕忽這無形的力量。

10 態度決定我們的貴人緣

如果我們認為別人不幫我們本來就是理所當然，當別人願意幫我們的忙，我們會非常的感激和歡喜，這樣的感激和歡喜心就會吸引更多願意幫我們忙的人出現。

那天去上醫學人文課，看到教室後面擺了一顆大西瓜，學生說他們很想吃西瓜，但是沒有刀子可以切西瓜，所以決定送給老師。我問他們怎麼不去學校的餐廳借刀子來切，說不定還可以請餐廳的服務人員幫忙切一下。

學生們開始抱怨起餐廳的服務人員態度很差，每次忘記帶環保餐具，跟餐廳人員借的時候，他們總是很生氣地碎碎唸，指責學生老是忘記帶餐具，造成他們的麻煩。因為不想被罵，所以學生不敢去跟餐廳借刀子。

我問學生，被餐廳的服務人員抱怨時，他們都怎麼反應呢？

學生告訴我，他們也很不喜歡那些服務人員的態度，所以被餐廳的服務人員抱怨時，總是趕快拿走借用的碗盤就走人，對服務人員的抱怨就當做沒聽到，不會有什麼回應。

我跟學生說，如果是這樣的話，那其實錯在我們身上，因為我們的確造成餐

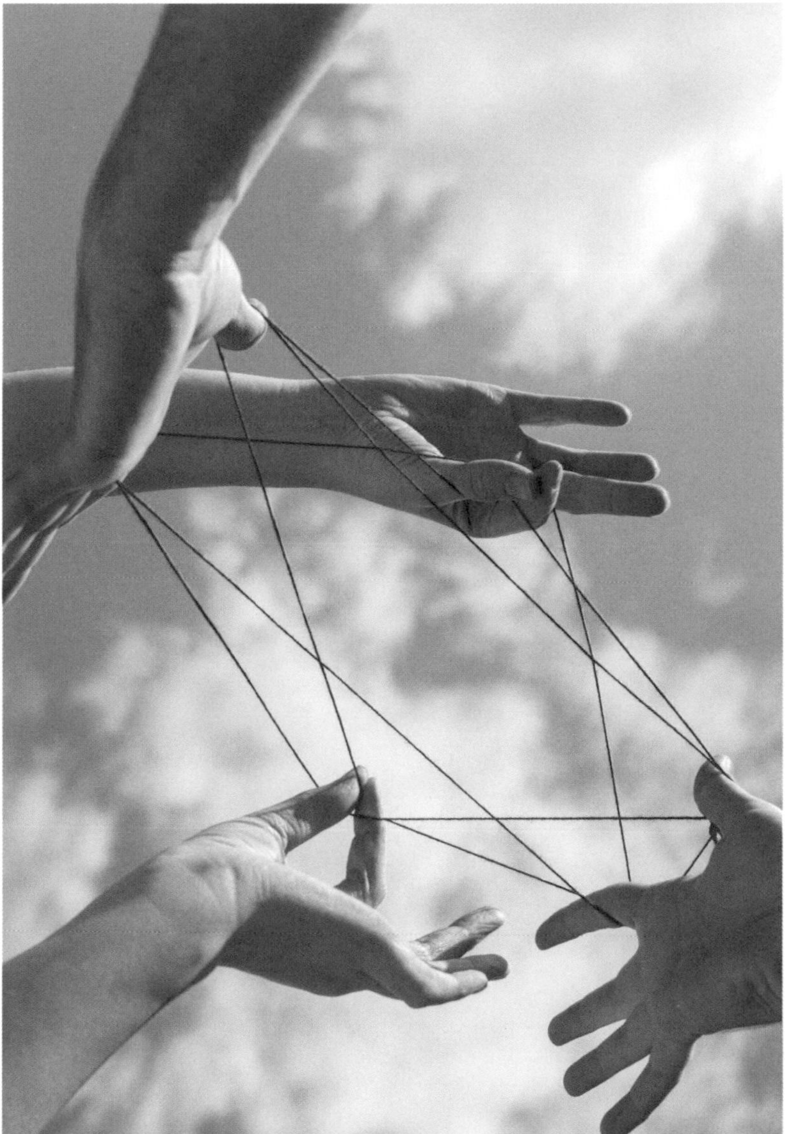

廳工作人員的麻煩，工作人員每天都會遇到重複的問題，常常得要應付這些忘記帶環保餐具的學生們，當然會有不耐煩、生氣、不滿等情緒。

我和學生分享自己也曾經忘記帶環保餐具去跟餐廳的工作人員借用，開始他們也是很不耐煩，不過我馬上萬分誠懇的道歉，說我真的很抱歉造成他們的困擾，實在非常對不起，今天一忙所以忘了帶，麻煩他們是我不對，用完一定會洗乾淨歸回原位。

講這些話根本用不了一分鐘，等我一講完，對方的怒氣馬上就消了，有幾次甚至會為了他們原先的不友善感到不好意思，然後趕快拿餐具借我。

如果被別人罵了，我們經常會很不高興的反駁，或悶在心裡暗自不爽，這樣只會讓對方不斷地叨唸，認為明明是我們的錯，竟然還不知悔改，即使我們只是悶不吭聲的生氣，對方也會感受得到，最後就是搞得雙方都不愉快。

如果人家罵了我們，而我們自知理虧，就要趕快真心的道歉，從心態、表情、言語和行為都要很真誠，而不是作作樣子的隨便說聲對不起，那是沒有用的，只要我們的態度誠懇和善，對方就會感受得到我們的誠意，自然也會改變他的態度。

其實對於父母和家人也是如此。爸媽嘮叨我們，我們要反思自己是否有做錯的地方，如果自己不對，要趕快真心的道歉改過，父母也就不會一直碎碎唸了。

我告訴學生，我也曾麻煩過餐廳的服務人員幫忙切水果，也和他們借過水果刀，但去請人家幫忙要選對時間，不要在人家正忙的時候去打擾，而且態度一定要很好，這樣幾乎不會遇到拒絕幫助的人。

事實上，如果對方不願意幫忙也是他的權利，如果對方願意幫忙，我們一定得非常感激，好好道謝。世界上沒有人有義務非得為我們服務，包括父母、家人、朋友、另一半等等，誰都沒有義務非幫我們的忙不可。

如果我們認為別人幫我們是應該的，一旦遇到不願意伸出援手的人，我們就會很容易生氣不滿，批評責備，這樣的話我們的人緣就會變差，惡性循環下，周遭就會愈來愈少人願意幫我們的忙。

如果我們認為別人不幫我們本來就是理所當然，當別人願意幫我們的忙，我們會非常地感激和歡喜，這樣的感激和歡喜心就會吸引更多願意幫我們忙的人出現。

所以我們的態度會決定我們的助緣和貴人緣，也會決定我們未來的發展和幸福。友善的人到那裡都會碰到友善的人，如果我們一直碰不到友善的人，那就要反思自己是否夠友善。

態度決定我們的貴人緣——與我的醫學生和年輕的讀者們分享。

11 向細胞學習分享和合作

生活在地球的生命體，
就如同身體裡不同部位的細胞一樣，
雖然表面上看起來像是分離無關，
但本質上卻是相連繫。

我們的身體要達到自然協調的最佳狀態，必須靠所有細胞共同合作，所以，無論是腦細胞、腎細胞、肝細胞、肌肉細胞等細胞，都是無私無我的獨立運行及互相支援，才能夠讓我們的生命活動順利進行。

人體血液在靜止的狀態下，消化系統的細胞會得到二〇%的血液，腎臟細胞也得到二〇%，肌肉細胞得到十五%，腦部細胞則得到約十三%，其他所有的部位合起來約三〇%。

但是當人體處於大量運動的時候，肌肉細胞會得到約八〇%到八十五%的血液，其餘不到二〇%的血液則供給其他所有部位的細胞。身體的細胞並不會計較那一個部位的細胞分配到較多的資源，或為什麼會給其他細胞較多的資源。

那一個部位需要較多資源的時候，身體就會主動的把資源挪過去，沒有一個細胞會無故的屯積資源，因為過度的囤積資源，最後也會造成細胞不堪負荷，甚至導致細胞的死亡。

每個細胞都會盡力地互相支援，因為任何細胞的死亡或受傷，都會影響周圍的細胞，而周圍的細胞如果受到影響擴散出去，就會影響器官的健康，每一個器官的死亡或受傷，都會影響整個人的健康，所以唇亡齒寒，大家都是生命的共同體。

相同的，生活在地球的生命體，就如同身體裡的細胞。我們可能會誤以為其他種族、生命的死亡與受傷，和我們毫無相關。但就如同身體裡不同部位的細胞一樣，雖然表面上看起來像是分離無關，但本質上卻是相連繫，無法分離的。地球上所有生命體在本質上也是相連的，無法分離的，這就是所謂的蝴蝶效應。

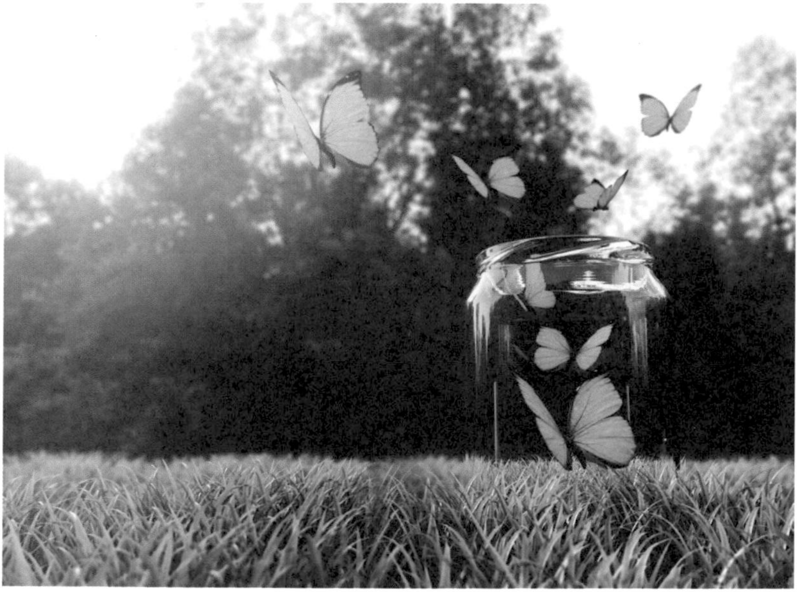

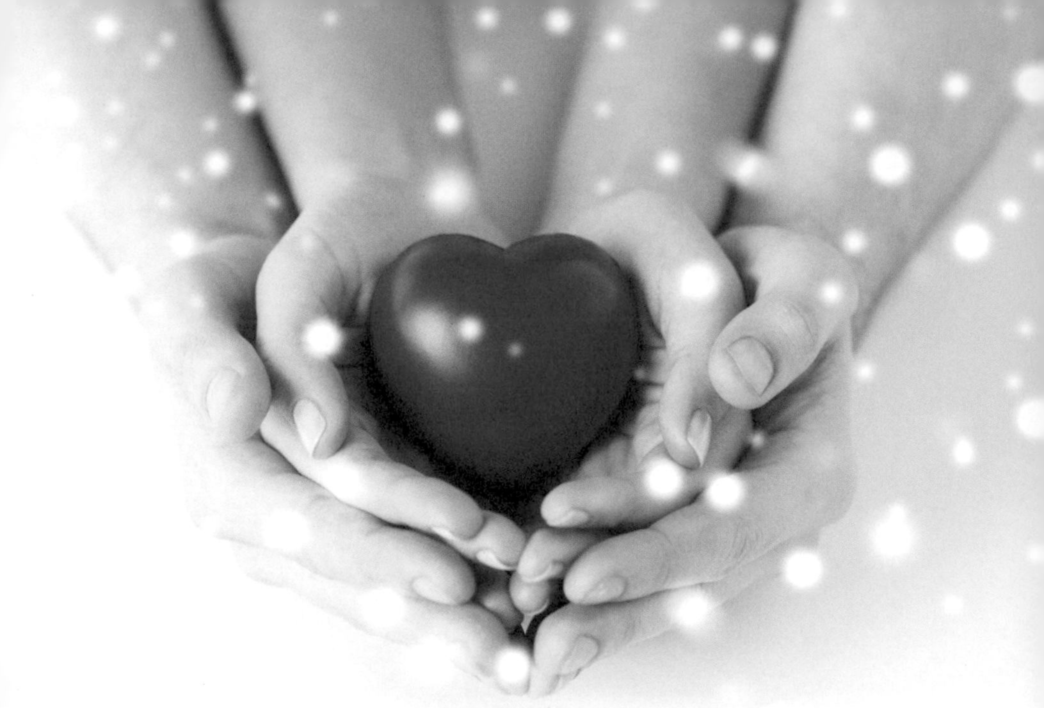

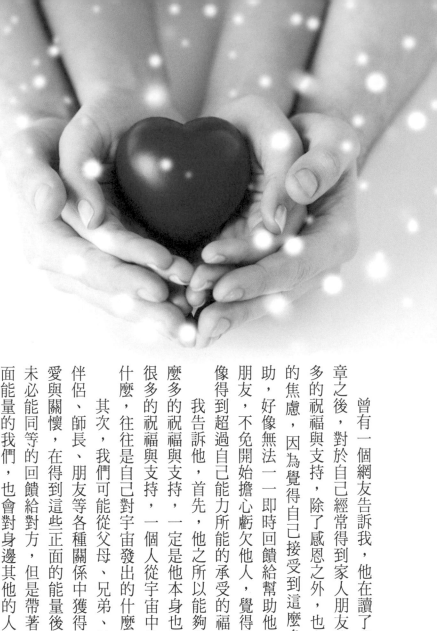

曾有一個網友告訴我，他在讀了我的文章之後，對於自己經常得到家人朋友許許多多的祝福與支持，除了感恩之外，也有很深的焦慮，因為覺得自己接受到這麼多的幫助，好像無法一一即時回饋給幫助他的家人朋友，不免開始擔心虧欠他人，覺得自己好像得到超過自己能力所能的承受的福氣。

我告訴他，首先，他之所以能夠得到這麼多的祝福與支持，一定是他本身也發出去很多的祝福與支持，一個人從宇宙中接收到什麼，往往是自己對宇宙發出的什麼。

其次，我們可能從父母、兄弟、姊妹、伴侶、師長、朋友等各種關係中獲得極大的愛與關懷，在得到這些正面的能量後，我們未必能同等的回饋給對方，但是帶著這些正面能量的我們，也會對身邊其他的人以及這個世界發出愛與關懷的正面能量，於是，一個善的循環便得以不斷流動，善的能量場便得以擴大，不僅限於兩兩之間，而能擴散到整個宇宙。

為什麼會有人說最正確的佈施是三輪體空，因為所有的生命是一體的，沒有所謂的「我」在幫助別人，也沒有所謂被幫助的「對象」，當然也沒有幫助了什麼的「物質」。

人就像身體裡的細胞們一樣，彼此分享與合作是本來自然的道理，幫助一個細胞好就是對所有的細胞好，幫助一個人好就是對所有的人好。

當我們的心不斷與他人處於比較、計較的時候，就產生了負面的能量，就是向身體的每一個細胞，傳達這樣的能量訊息，可能導致身體細胞的能量場混亂，使身體無法順利運行。

當社會上很多人拚命爭奪資源，無法互相合作，不願彼此分享的時候，世界就會跟著不協調，資源缺乏，多災多難；當社會上很多人懂得分享合作，彼此互助互愛，我們的世界就會跟著變協調，資源豐盛無缺，風調雨順。

所以一切從心起！

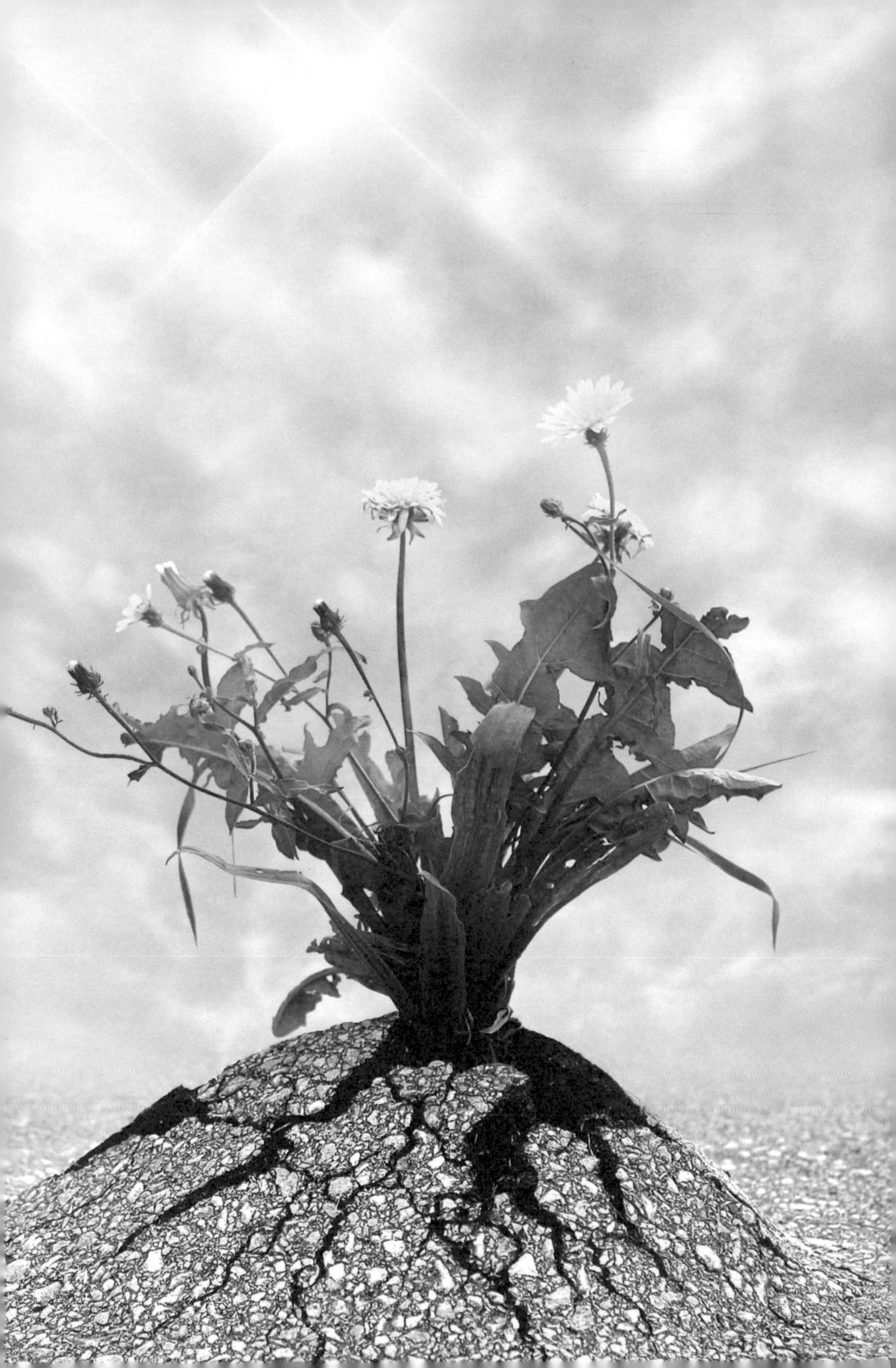

chapter 7

提升能量運動法

❶ 敲三處

將手指的三根或四根手指頭併成一撮，沿著身體中線用力敲打三處。敲擊時沒有一定的順序，每處各敲完一分鐘後就可換位置。氣場不通的人，在敲擊時會感覺非常疼痛，持續地做下去 ，就能使身體強健起來。

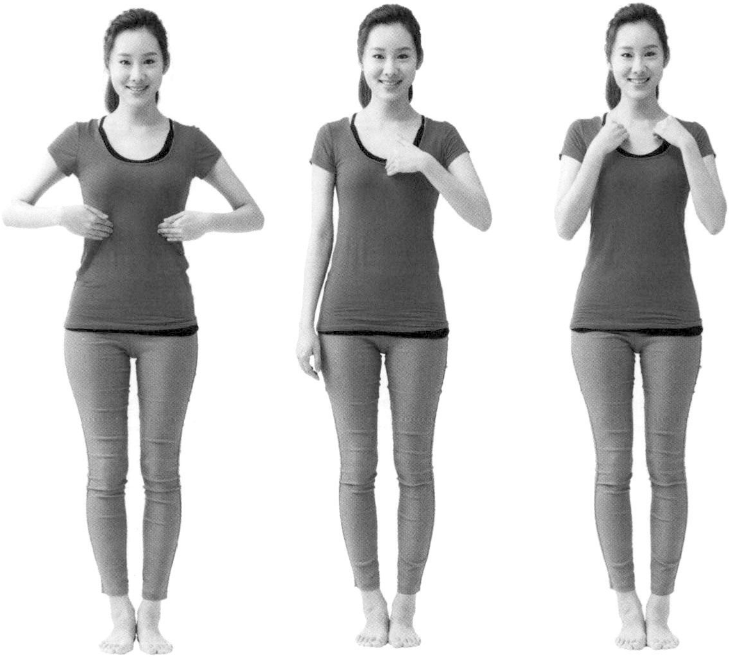

1. 第一處是鎖骨下緣，身體中線往左右各距離三指手指頭寬的地方。這裡是人體俞府穴的位置。可用兩隻手同時用力敲擊。

2. 第二處在身體中線與兩胸連線的交叉點，可以用兩隻手輪流敲擊。這裡也是中醫常說的膻中穴。

3. 第三處在胸部下方，第五、六根肋骨的地方同時敲打。脾胃較弱的人敲擊這裡之後，會非常痠痛。

2 手腳交叉 24

手腳交叉運動可以幫助身體左右氣場流通，也能改善不易專注、健忘的毛病。如果記憶力已經嚴重衰退，可以先以同手同腳的方式做12下，再將手腳交叉後做12下，這樣子為一套；做完三套後，最後一次再做手腳交叉12下，然後結束這個運動。

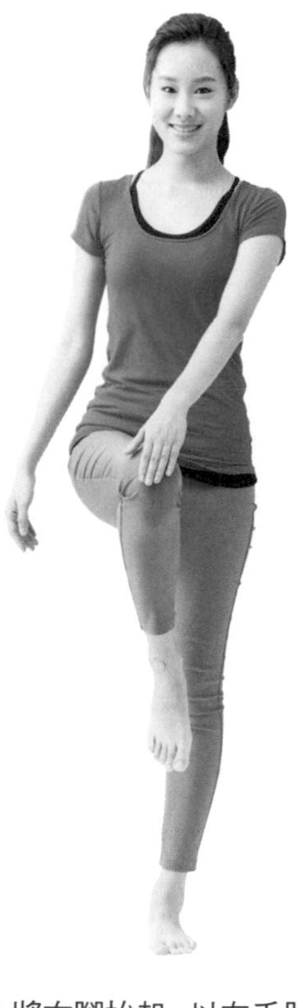

1.將右腳抬起，以左手肘去碰觸右腳膝蓋。如果手肘無法碰到膝蓋也沒關係，手掌能夠碰觸就好。

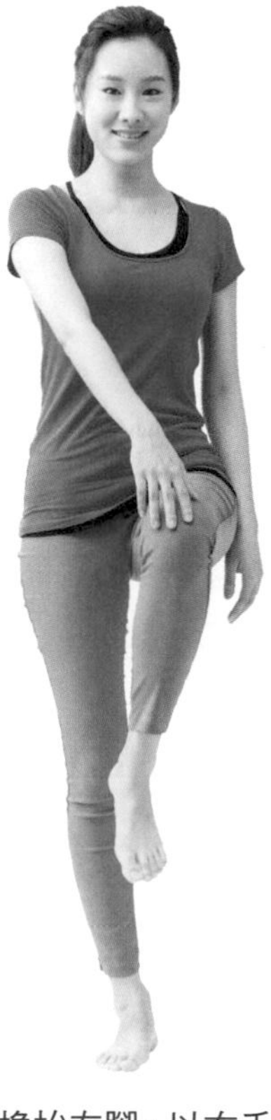

2.再換抬左腳，以右手肘或手掌碰觸左腳膝蓋。以上兩個動作算是兩下。

3 維恩庫克法

同樣能夠改善記憶力或注意力不集中的問題，坐著做或站著做都可以。

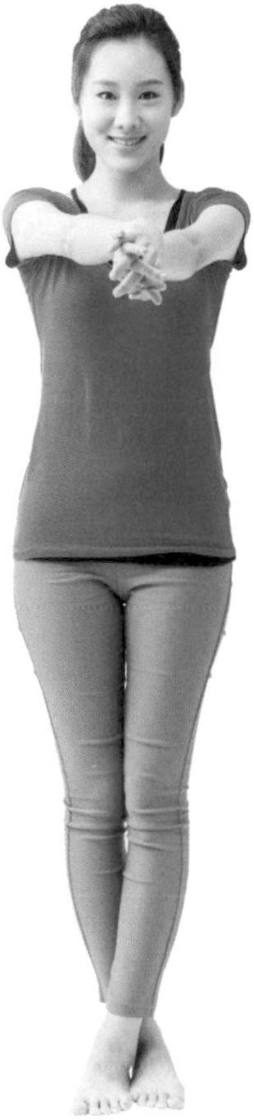

1. 將雙手雙腳交叉。

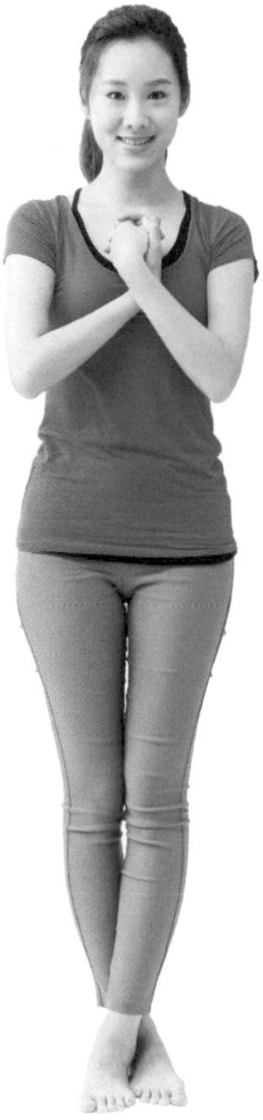

2. 兩手往內縮，放在胸口，然後做六次深呼吸。

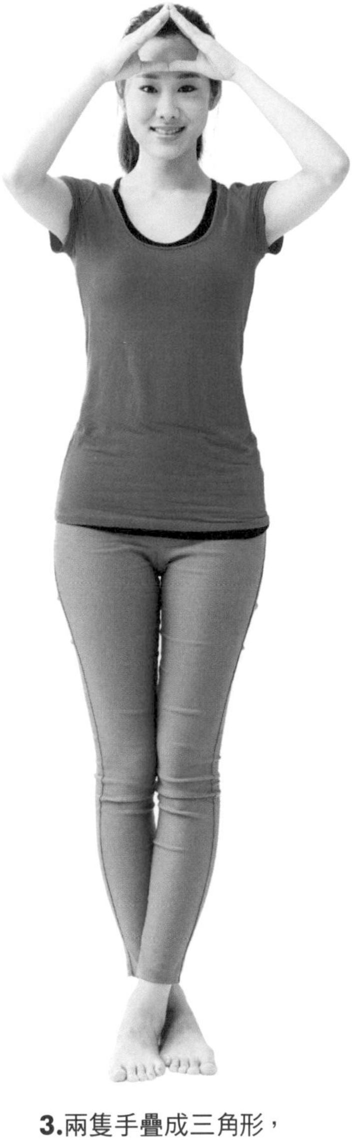

3.兩隻手疊成三角形，拇指放在眉心，深呼吸兩次。

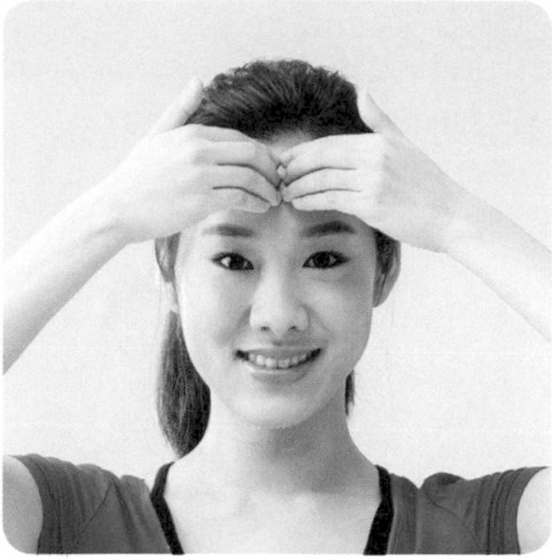

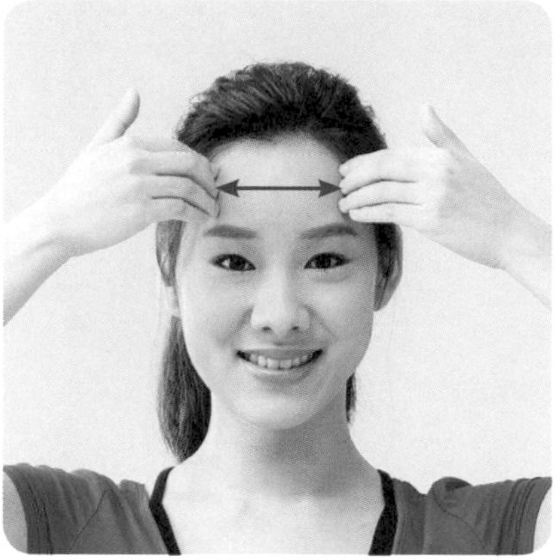

4.將兩手放在額頭中線，再往外撥開。做完之後雙手合掌在胸前，這個動作就完成了。

4 開天闢地法

這個動作可以調整關節不舒服或心情沮喪的狀況，
做完之後身體的能量及氣場會流動地更加順暢。

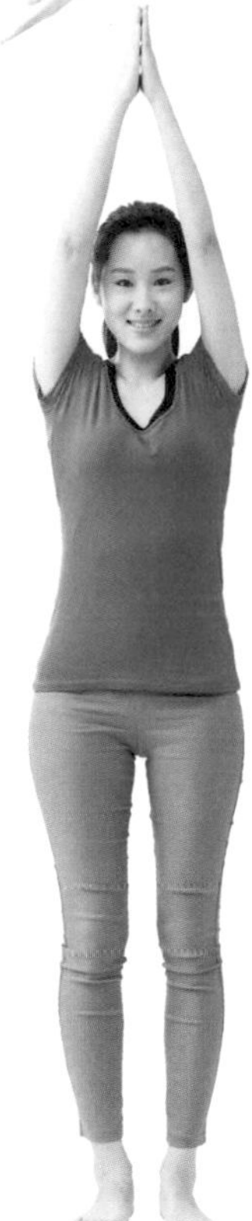

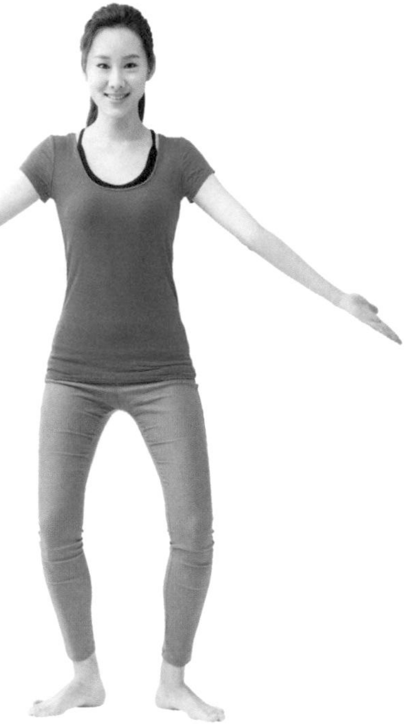

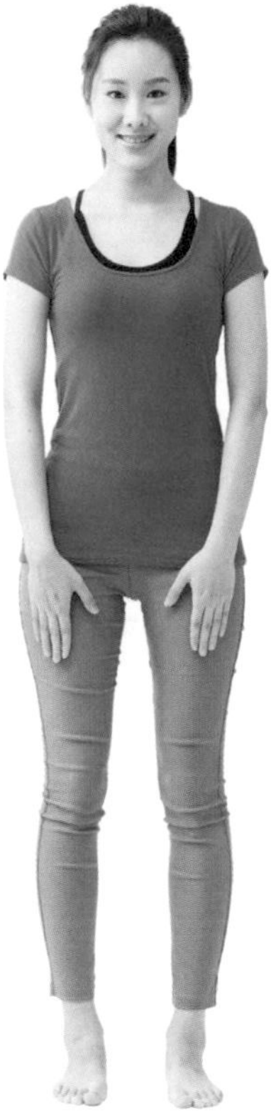

2.深呼吸一口氣之後，兩腿半蹲、兩手畫圓往上舉。

1.雙腳與肩同寬，雙手自然貼在大腿上，讓身體與地連接，再做兩個深呼吸。

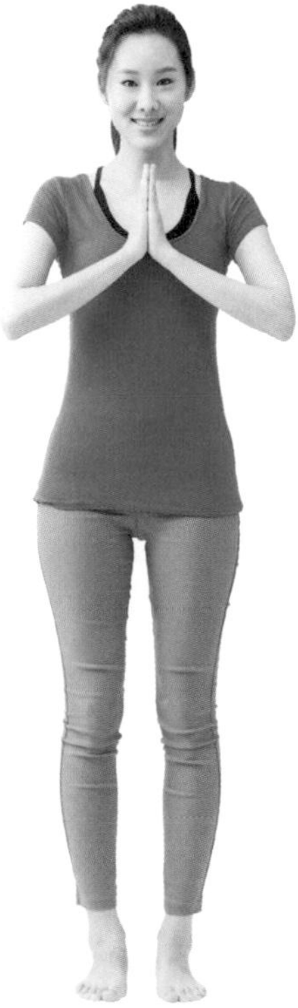

3.吐氣，雙手下降到胸前。

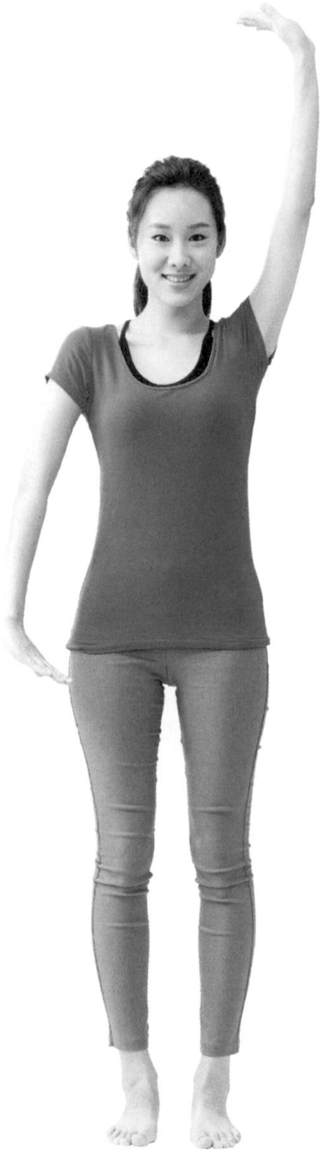

4.再次吸氣，將一隻手往上頂，另一隻手往下壓。

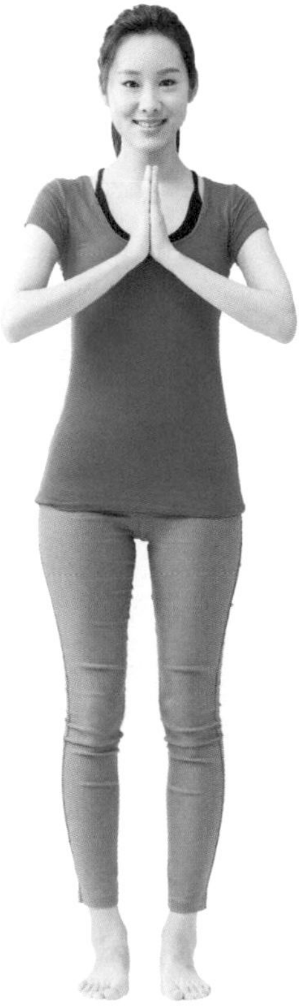

5.把氣吐出來，雙手回到胸前。

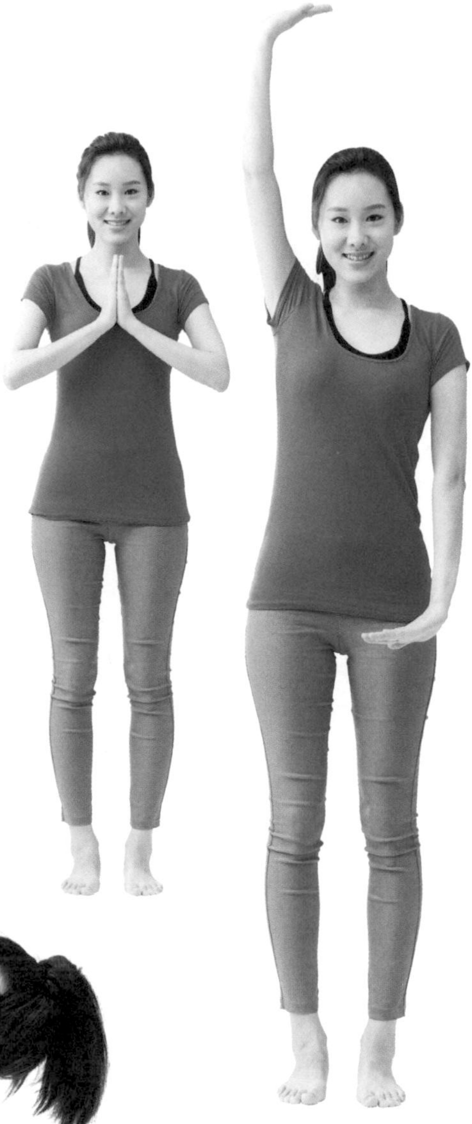

6.兩手交換，做另外一邊的動作，然後再慢慢吐氣，雙手合掌回到胸前，再重複4~6的動作，總共要做三次。

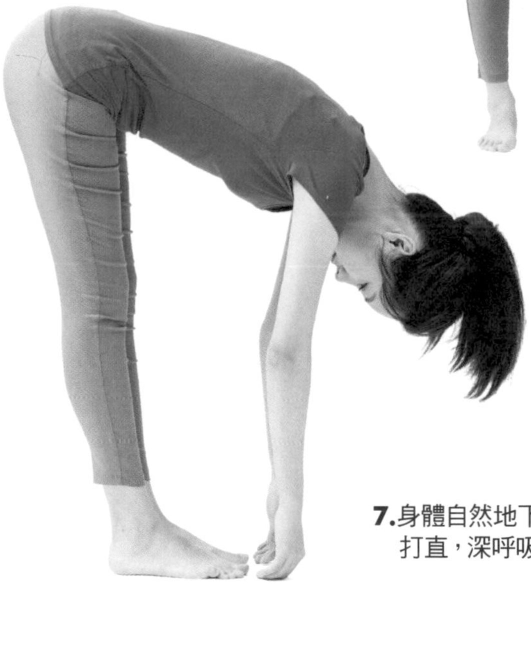

7.身體自然地下垂，膝蓋打直，深呼吸兩次。

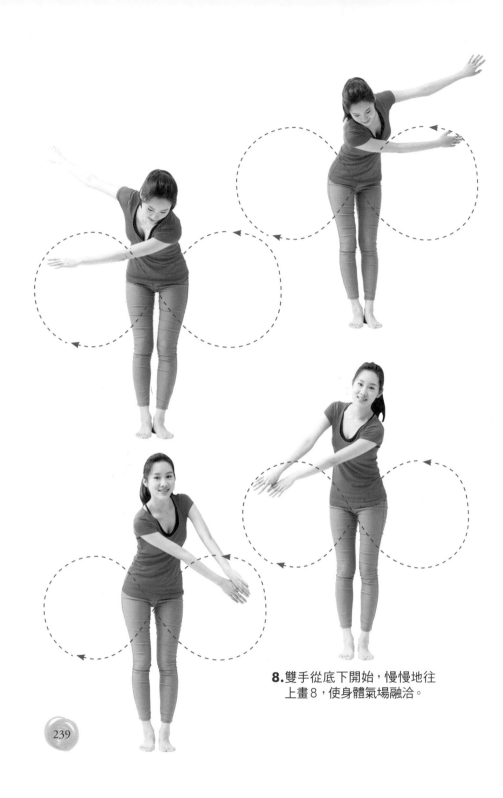

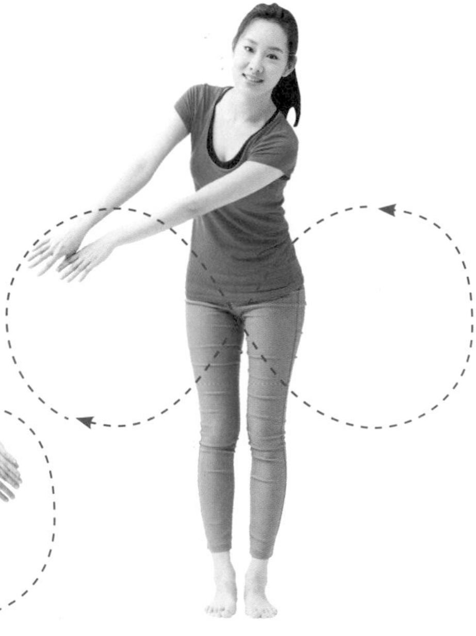

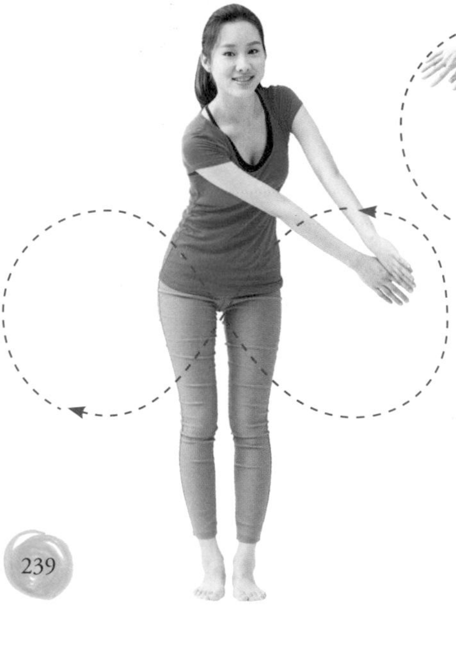

8.雙手從底下開始，慢慢地往上畫8，使身體氣場融洽。

5 撥開頂輪

如果常常覺得頭暈、昏昏沉沉，可以做這個動作來改善。兩手從前額開始，沿著中線到頭頂和後腦勺，最後往後按到頸部為止。女生在做的時候可以把頭髮放下來，會比較好撥開。

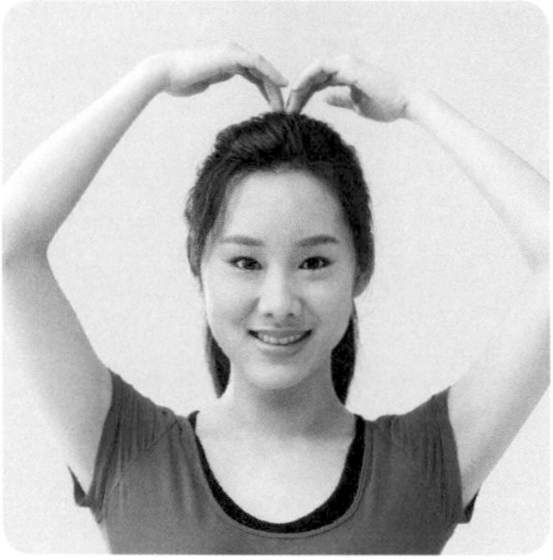
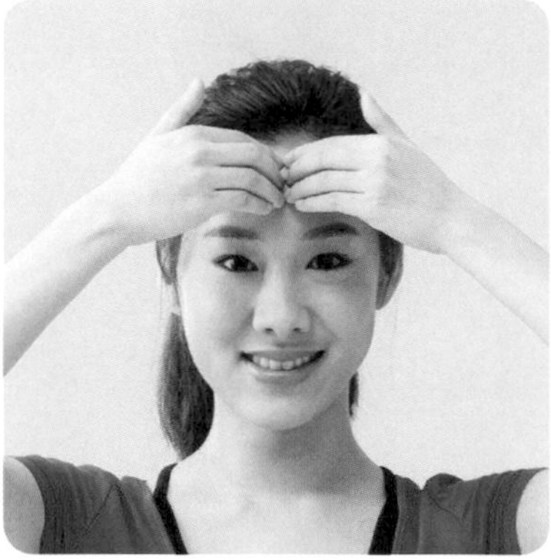
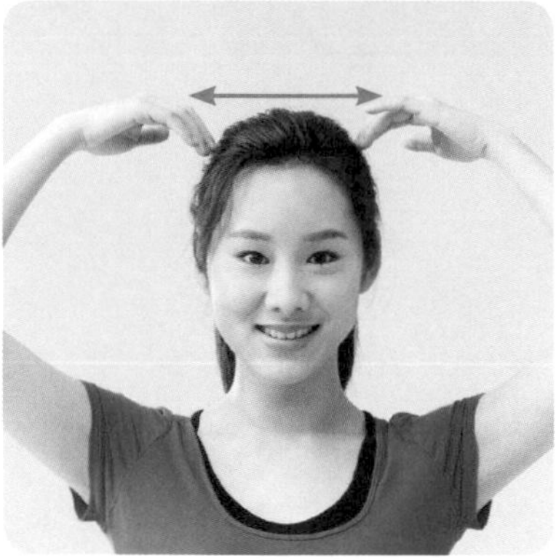
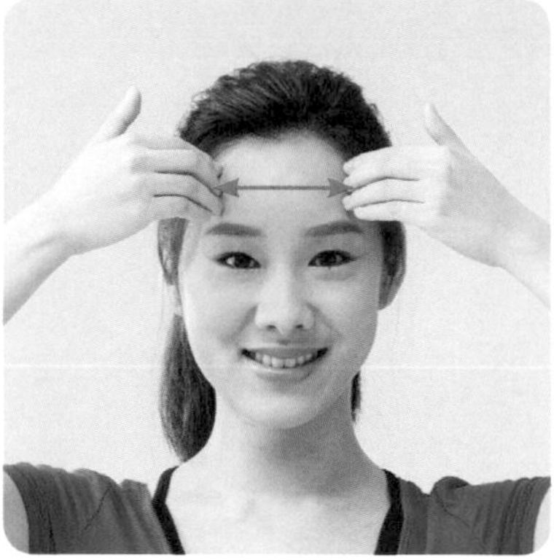

2.兩手順著往上，在頭頂中線往內按，再往外用力撥開。

1.將兩手放在前額中線，再往外用力撥開。

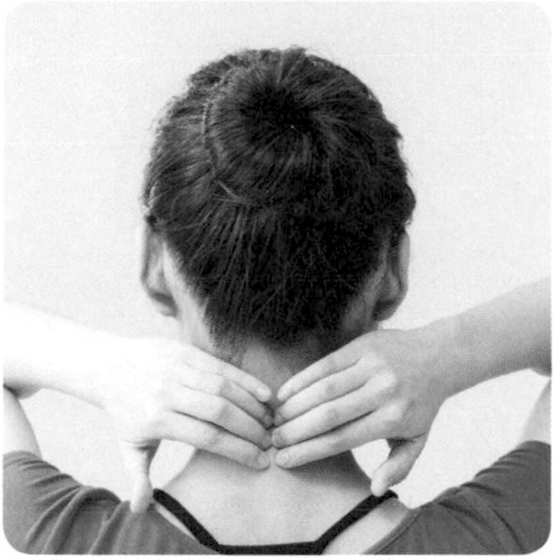

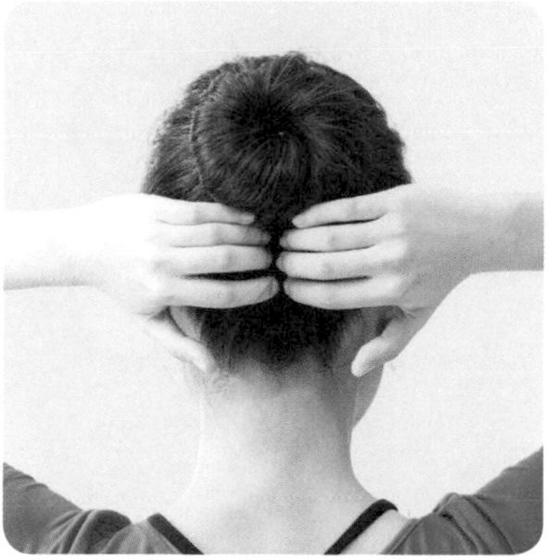

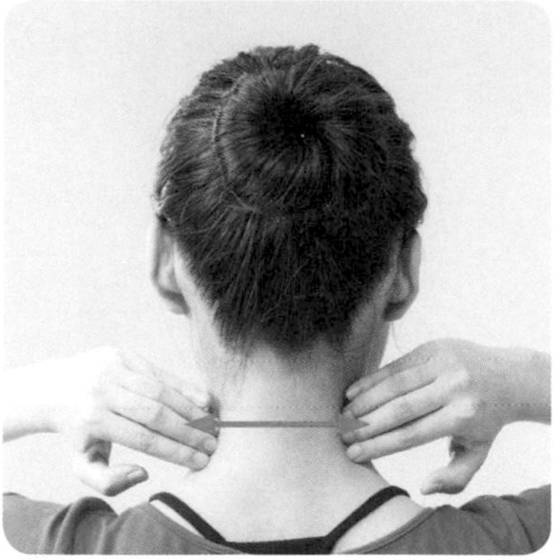

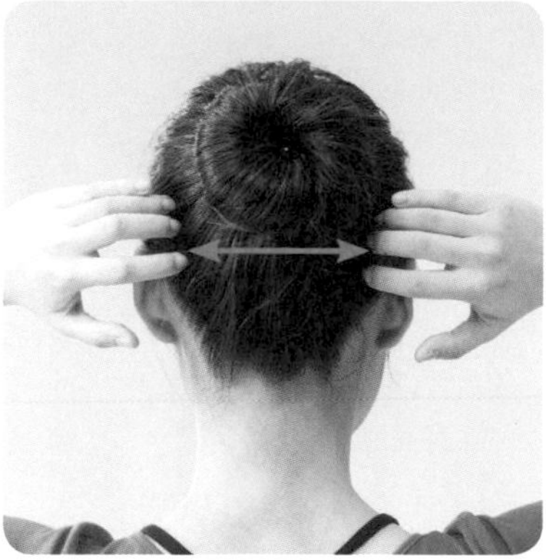

4.一直往下按到頸部的中線，往外撥開。

3.兩手再往後移動，從後腦勺中線往外撥開。

⑥ 卡迪克開氣場法

現代人的壓力大，身體氣場多半都是塌陷的，這樣一來容易受到別人情緒的干擾，或是覺得身體很緊繃。可以常常做卡迪克開氣場法，來調節身體能量。

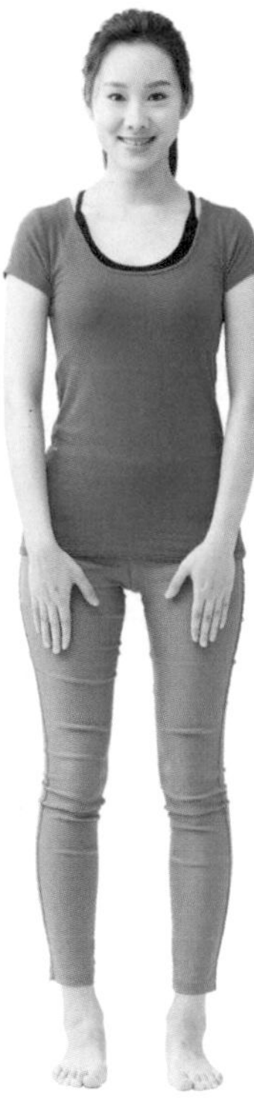

1.雙腳與肩同寬，雙手自然貼在大腿上，讓身體與地連接。

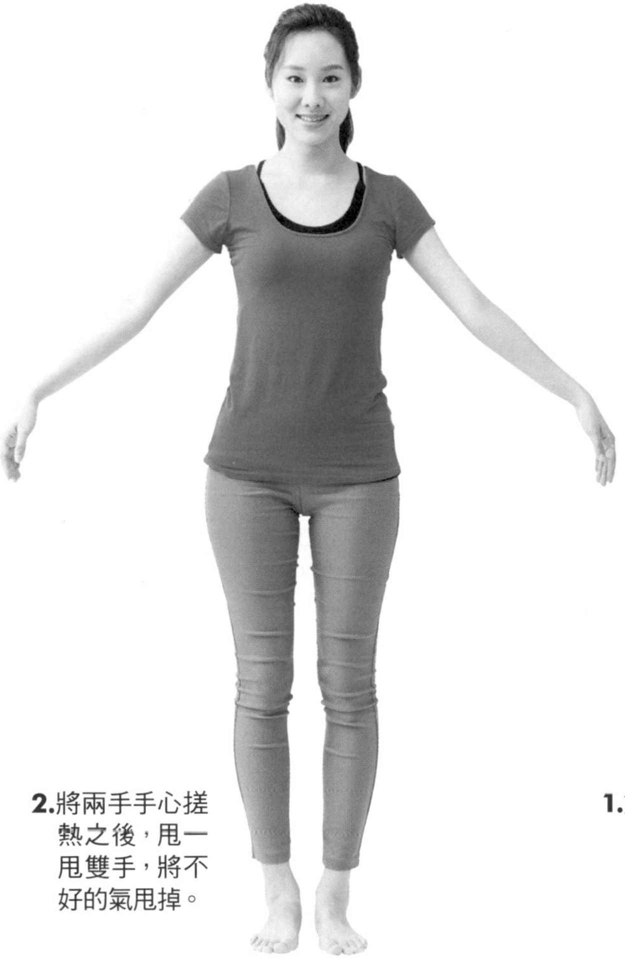

2.將兩手手心搓熱之後，甩一甩雙手，將不好的氣甩掉。

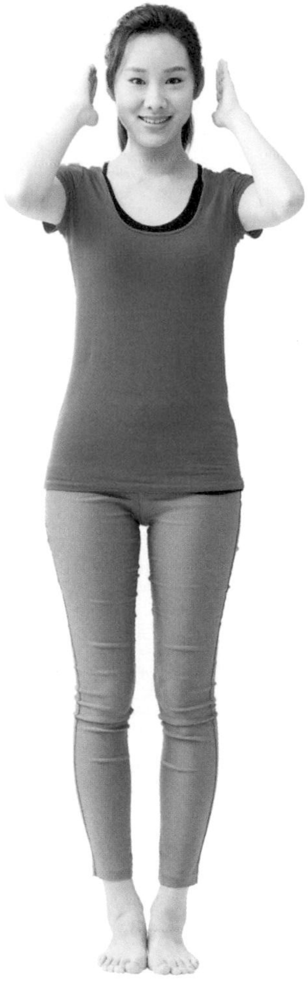

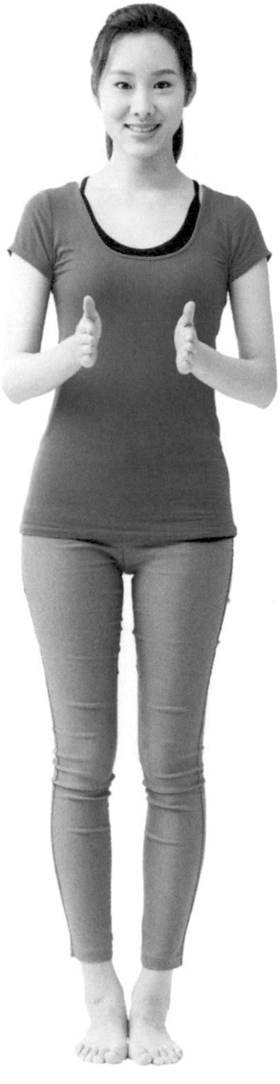

4.將兩手放在耳朵旁邊，做兩個深呼吸。

3.再次搓熱雙手，然後手掌對手掌地放在肚子前方，感受氣場在兩手之間流動。

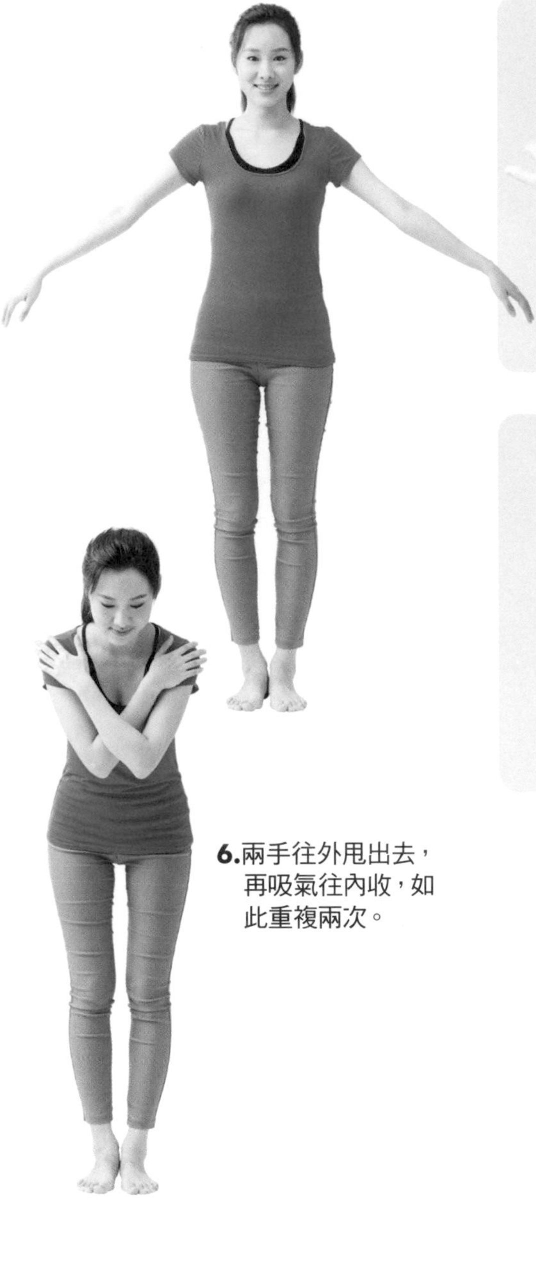

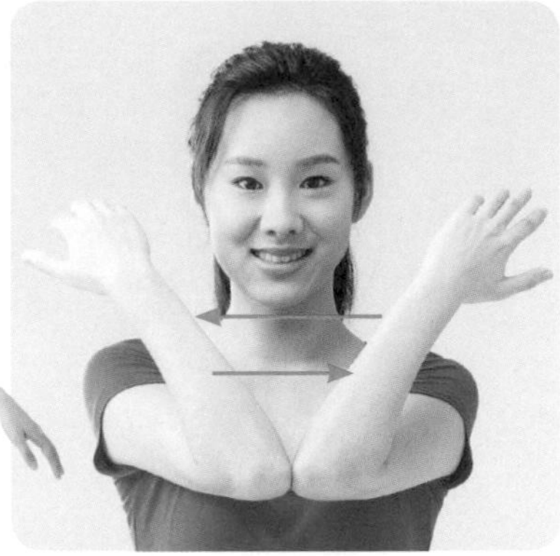

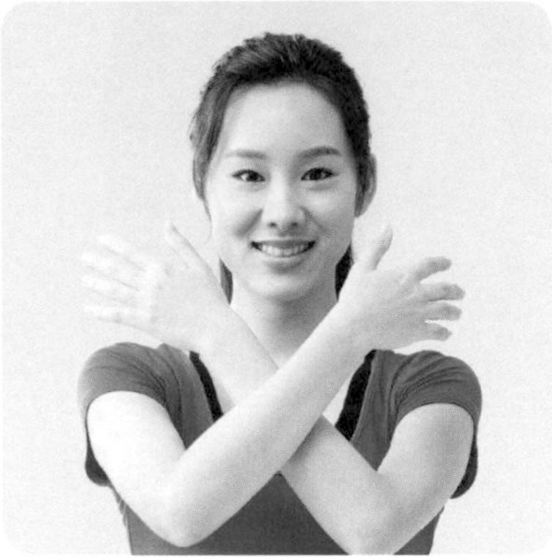

6.兩手往外甩出去，再吸氣往內收，如此重複兩次。

5.先將兩手手肘碰在一起，然後兩隻手交叉。

7.兩手最後一次往外甩的時候，腿稍微半蹲，兩手像是捧著一團氣場一般往上伸展。

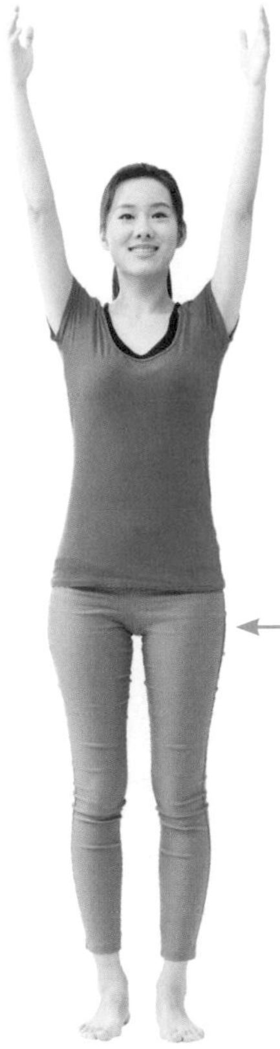

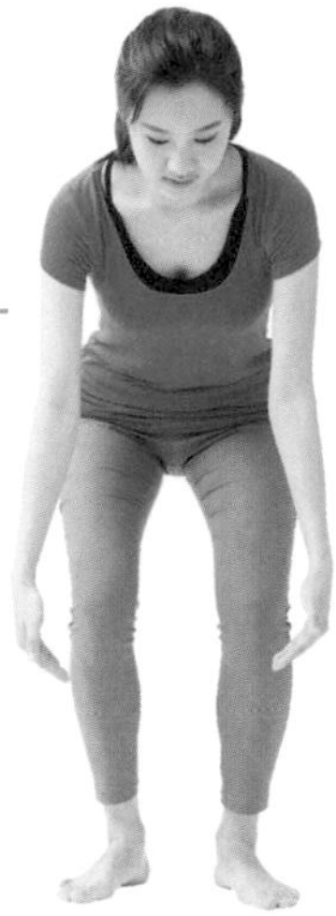

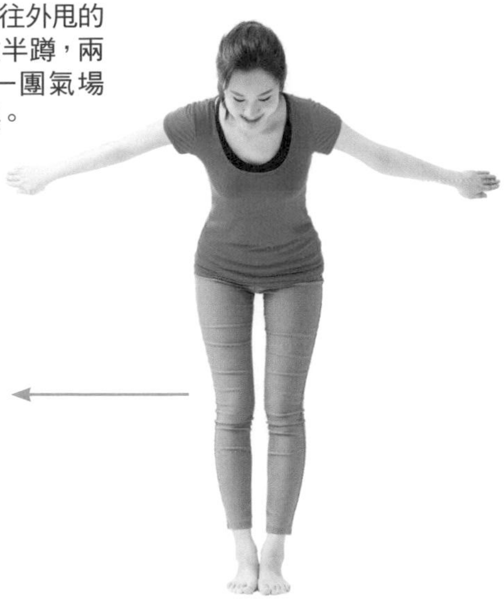

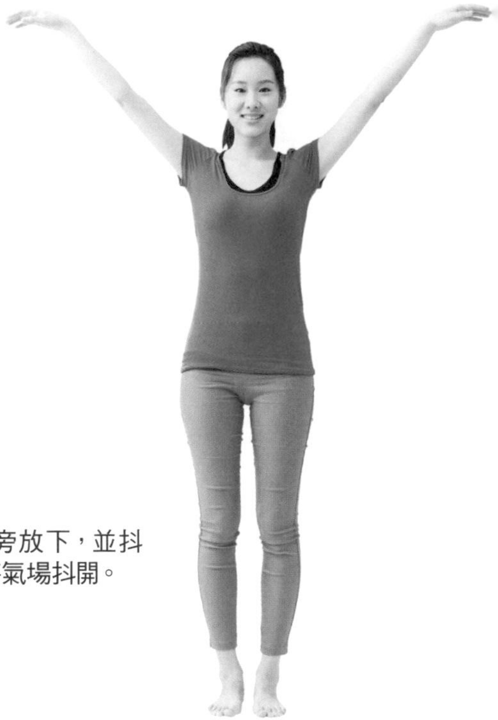

8.雙手往兩旁放下，並抖動手掌，將氣場抖開。

8 貳、陸脈輪連結和關任脈

有些人容易受到別人負面情緒的波動，例如生氣、哀傷等等。這時候就要做貳、陸脈輪連結，再將任脈關起來，讓自己的能量場恢復和諧。

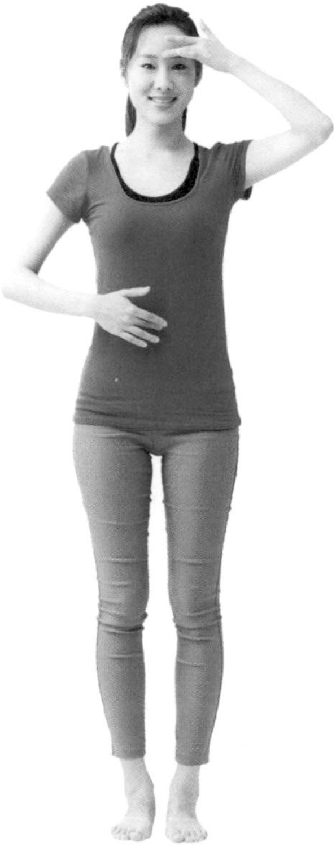

1.貳、陸脈輪連結：將兩手中指按壓眉心及肚臍，也就是身體的第貳和第陸脈輪，並做幾個深呼吸。吸氣的時候手指往內壓、往上提。

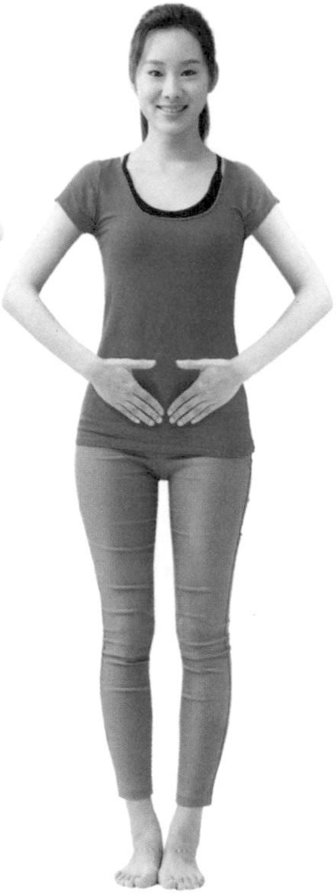

2.手放在下腹部，想像身體中線是一條拉鏈。

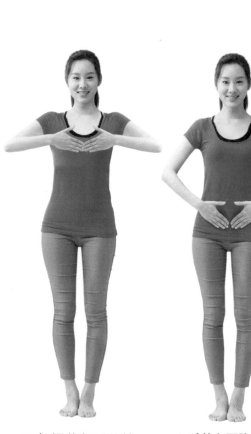

3.把這條無形的拉鏈往上關起來。

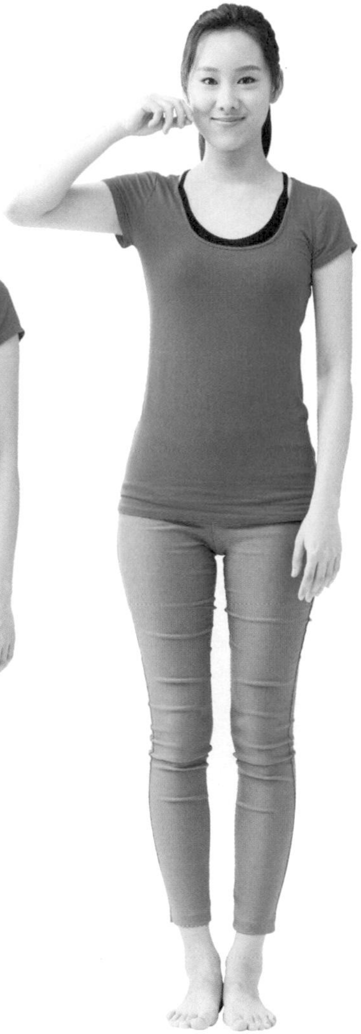

4.一直拉到下唇附近，像是拿鑰匙鎖門一般，將能量場保護起來。

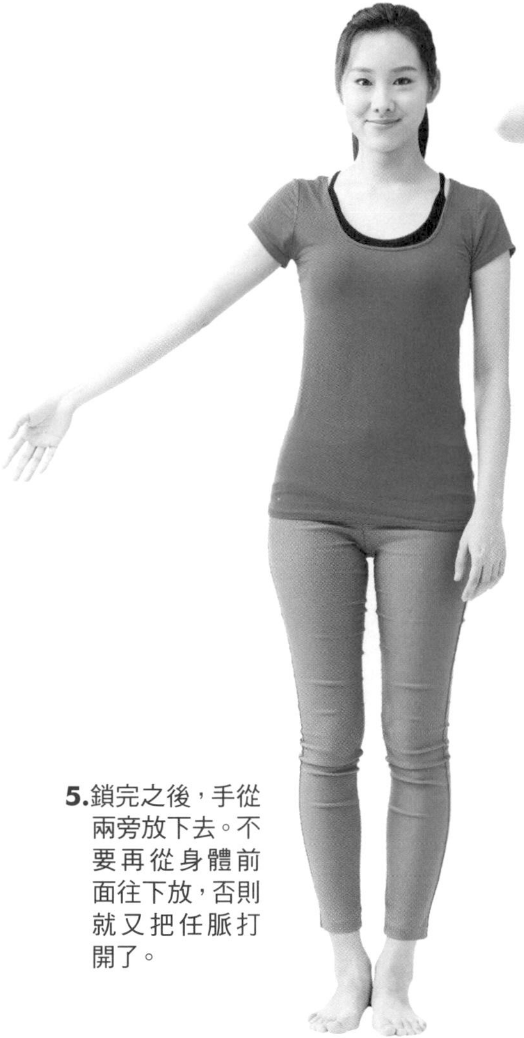

5.鎖完之後，手從兩旁放下去。不要再從身體前面往下放，否則就又把任脈打開了。

甩還宇宙法

很多人常常為了不如意的事情發脾氣，有時候是對外發洩，有時候是往內壓抑。這樣的情緒對於肝和膽的傷害很大，甚至容易導致結石。當我們想要生氣的時候，可以做「甩還宇宙法」，將壞心情通通丟掉。做完「甩還宇宙法」後可以做「貳、陸脈輪連結」以及「關任脈」。

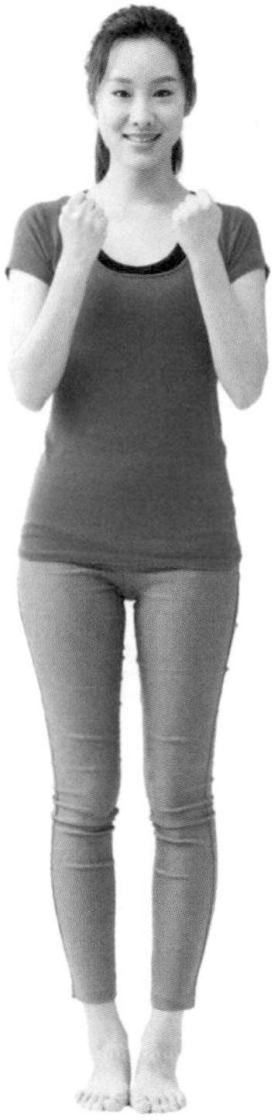

2.把無法釋放的壓力緊緊握在拳頭裡。

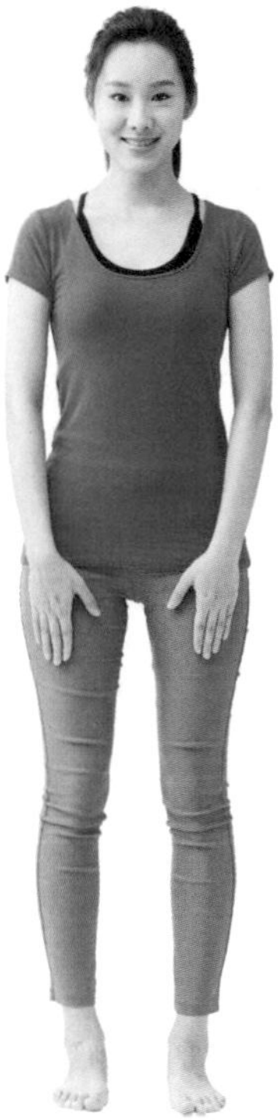

1.雙腳打開與地連結。

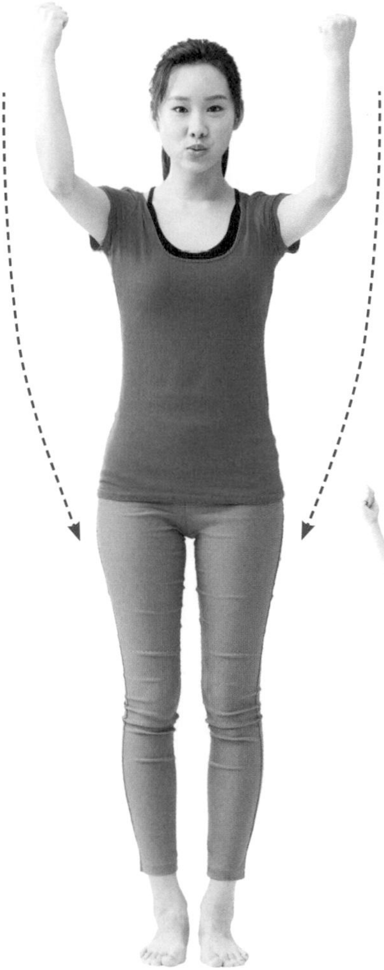

4.嘴裡發出「噓……」的聲音，雙手用力往前往下甩，拳頭順勢打開，將脾氣甩到地上。2~4的動作重複三次，第四次則是慢慢地將拳頭往上帶，也慢慢地將情緒往前放下。

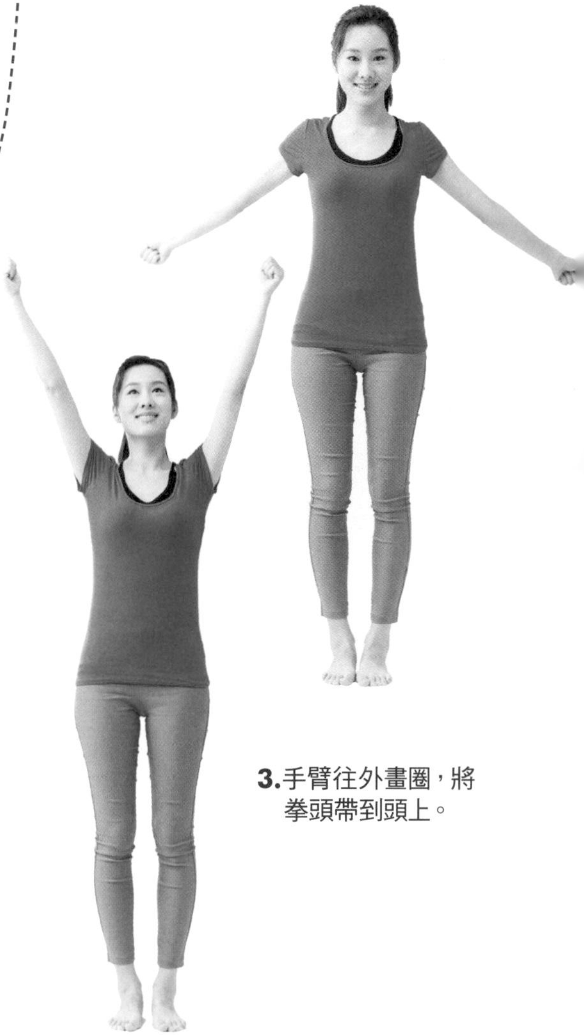

3.手臂往外畫圈，將拳頭帶到頭上。

掃帶脈

「掃帶脈」對於腸胃有很好的功效。帶脈是環繞在腰際的一條經絡，雙手順著帶脈掃動時，可以打開帶脈，衝擊它的能量。

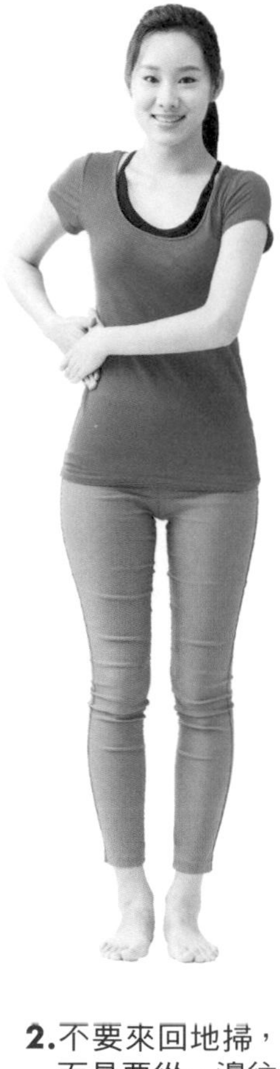

2. 不要來回地掃，而是要從一邊往另一邊掃三下。

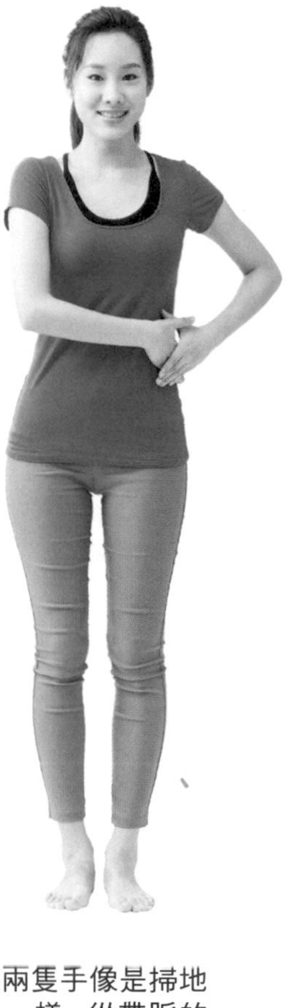

1. 兩隻手像是掃地一樣，從帶脈的左邊或右邊開始往另一邊掃。

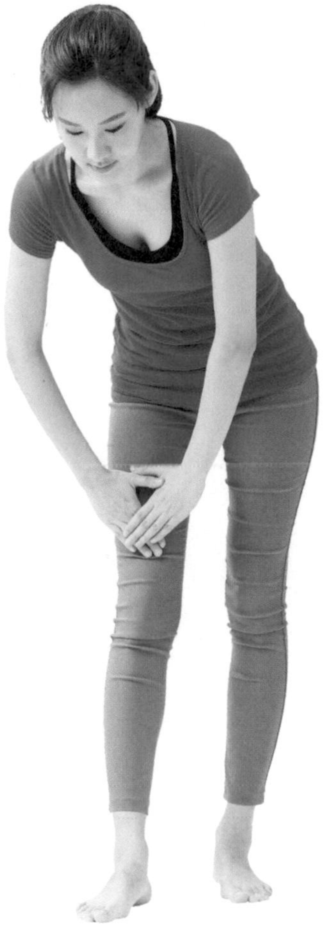

3.掃到第三下時，沿著大腿外側往下掃。

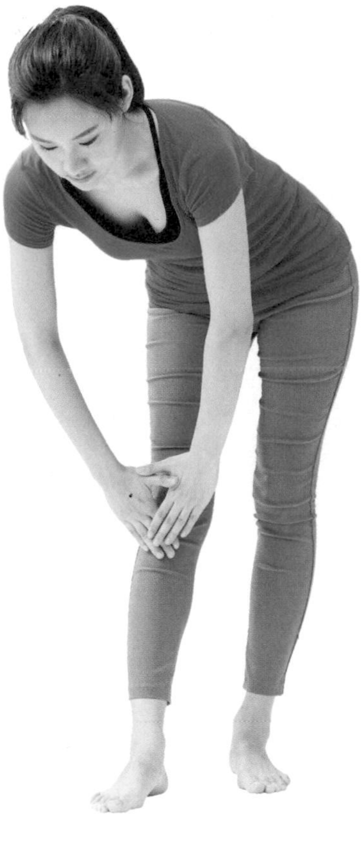

4.一直往下順著腳趾頭掃出去。然後再從另外一邊開始重複1～4的動作。

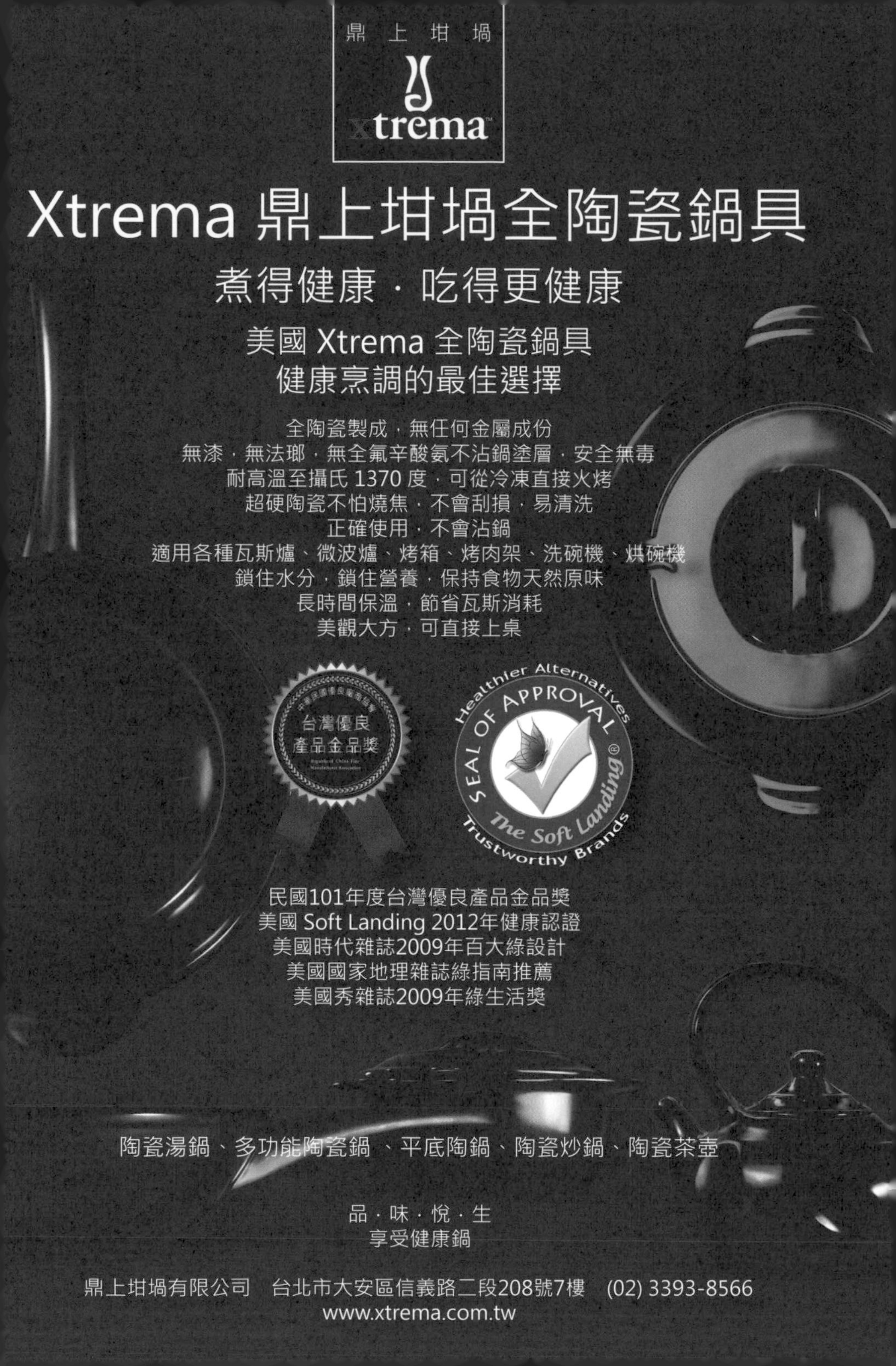
鼎上坩堝
xtrema
Xtrema 鼎上坩堝全陶瓷鍋具
煮得健康·吃得更健康
美國 Xtrema 全陶瓷鍋具
健康烹調的最佳選擇
全陶瓷製成，無任何金屬成份
無漆，無法瑯，無全氟辛酸氨不沾鍋塗層，安全無毒
耐高溫至攝氏 1370 度，可從冷凍直接火烤
超硬陶瓷不怕燒焦，不會刮損，易清洗
正確使用，不會沾鍋
適用各種瓦斯爐、微波爐、烤箱、烤肉架、洗碗機、烘碗機
鎖住水分，鎖住營養，保持食物天然原味
長時間保溫，節省瓦斯消耗
美觀大方，可直接上桌
台灣優良產品金品獎
Healthier Alternatives
SEAL OF APPROVAL
The Soft Landing
Trustworthy Brands
民國101年度台灣優良產品金品獎
美國 Soft Landing 2012年健康認證
美國時代雜誌2009年百大綠設計
美國國家地理雜誌綠指南推薦
美國秀雜誌2009年綠生活獎
陶瓷湯鍋、多功能陶瓷鍋 、平底陶鍋、陶瓷炒鍋、陶瓷茶壺
品·味·悅·生
享受健康鍋
鼎上坩堝有限公司　台北市大安區信義路二段208號7樓　(02) 3393-8566
www.xtrema.com.tw

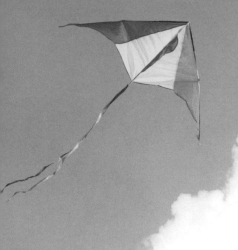

國家圖書館出版品預行編目資料

哈佛醫師心能量 / 許瑞云作.
-- 初版. -- 臺北市：平安文化, 2014.06
面；公分. -- (平安叢書；第446種)(真健康；30)
ISBN 978-957-803-913-1(平裝)

1.心靈療法 2.身心關係

418.98 103009679

平安叢書第446種
真健康 30

哈佛醫師心能量

作　　者—許瑞云
文字整理—廖慧君
發 行 人—平雲
出版發行—平安文化有限公司
台北市敦化北路120巷50號
電話◎02-27168888
郵撥帳號◎18420815號
皇冠出版社(香港)有限公司
香港上環文咸東街50號寶恒商業中心
23樓2301-3室
電話◎2529-1778　傳真◎2527-0904
責任主編—盧春旭
責任編輯—楊家佳
美術設計—王瓊瑤
著作完成日期—2014年3月
初版一刷日期—2014年6月
初版三刷日期—2014年8月
法律顧問—王惠光律師

讀者服務傳真專線◎02-27150507
電腦編號◎524030
ISBN◎978-957-803-913-1
Printed in Taiwan
本書定價◎新台幣320元/港幣107元

抽獎回函卡

《哈佛醫師心能量》讀者獨享好禮！寄回回函就有機會抽中價值**9,980**元 **鼎上坩堝11吋陶瓷炒鍋**等大獎！

活動期間：即日起至民國**103年8月15日**止（以郵戳為憑）。

活動辦法：只要填妥您的個人資料，在活動期間內寄回本公司（免貼郵票），即有機會獲得贈獎！請務必填寫真實姓名、聯絡電話、email以及收件地址，以進行贈獎通知與寄送。

活動獎項：首獎1名，每人各得**鼎上坩堝11吋陶瓷炒鍋**一個，市價9,980元。
貳獎4名，每人各得**鼎上坩堝1.9公升陶瓷茶壺**一個，市價6,380元。
參獎5名，每人各得**鼎上坩鍋473毫升湯鍋**一個，市價2,990元。

得獎公佈：本公司將於民國**103年8月18日**舉行公開抽獎，中獎名單將公布在【真健康】官網，並以專函通知中獎人。【真健康】官網：www.crown.com.tw/book/health

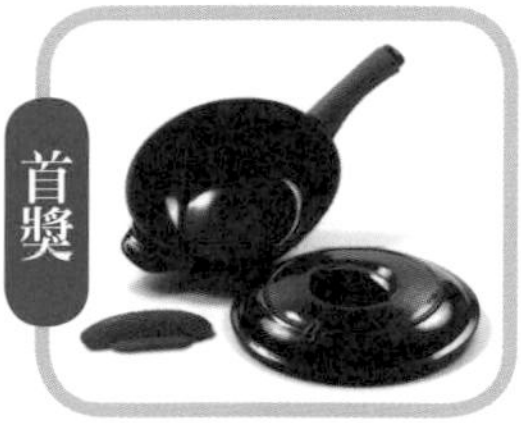

11吋陶瓷炒鍋
市價9,980元（獎品以實物為準）

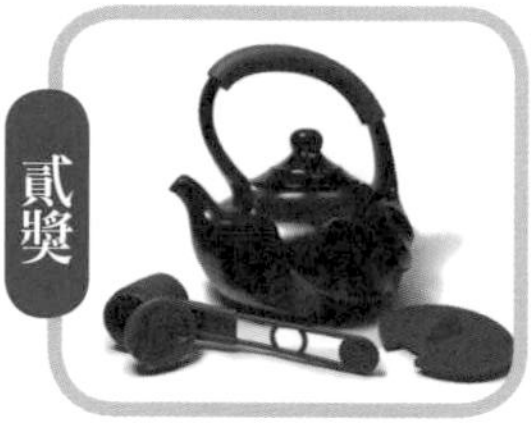

1.9公升陶瓷茶壺
市價6,380元（獎品以實物為準）

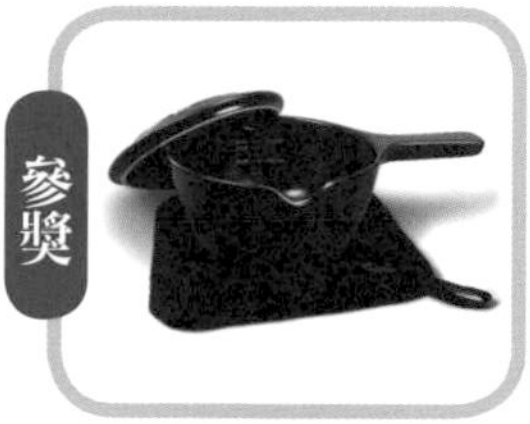

473毫升湯鍋
市價2,990元（獎品以實物為準）

我的基本資料

本人同意皇冠文化集團得使用以下本人之個人資料建立該公司之讀者資料庫，以便寄送新書或活動相關資訊。

姓名：________________

出生：________ 年 ________ 月 ________ 日　性別：□男　□女

職業：□學生　□軍公教　□工　□商　□服務業
□家管　□自由業　□其他 ________________

地址：□□□□□ ________________

電話：（家）________________　（公司）________________

手機：________________

e-mail：________________

您所填寫之個人資料，依個人資料保護法之規定，本公司將對您的個人資料予以保密，並採取必要之安全措施以免資料外洩。本公司將使用您的個人資料建立讀者資料庫，做為寄送新書或活動相關資訊，以及與讀者連繫之用。您對於您的個人資料可隨時查詢、補充、更正，並得要求將您的個人資料刪除或停止使用。

平安文化有限公司

我對《哈佛醫師心能量》的建議：

寄件人：

地址：□□□□□

北區郵政管理局登
記證北台字1648號
免 貼 郵 票

〔限國內讀者使用〕

10547

台北市敦化北路120巷50號

平安文化有限公司　收

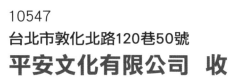

皇冠60週年集點暨抽獎活動專用回函

請將5枚印花剪下後，依序貼在下方的空格內，並填寫您的兌換優先順序，即可免費兌換贈品和參加最高獎金新台幣60萬元的回饋大抽獎。如遇贈品兌換完畢，我們將會依照您的優先順序遞換贈品。

●贈品剩餘數量請參考本活動官網（每週一固定更新）。所有贈品數量有限，送完為止。如贈品兌換完畢，本公司有權更換其他贈品或停止兌換活動（請以本活動官網上的公告為準），但讀者寄回回函仍可參加抽獎活動。

1. ____________ 2. ____________ 3. ____________

●請依您的兌換優先順序填寫所欲兌換贈品的英文字母代號。

1　2　3　4　5

□（**必須打勾始生效**）本人____________（**請簽名，必須簽名始生效**）同意皇冠60週年集點暨抽獎活動辦法和注意事項之各項規定，本人並同意皇冠文化集團得使用以下本人之個人資料建立該公司之讀者資料庫，以便寄送新書和活動相關資訊。

我的基本資料

姓名：____________

出生：________年________月________日　　性別：□男　□女

身分證字號：____________（僅限抽獎核對身分使用）

職業：□學生　□軍公教　□工　□商　□服務業

□家管　□自由業　□其他

地址：□□□□□ ____________

____

電話：（家）____________　（公司）____________

手機：____________

e-mail：____________

□我不願意收到皇冠文化集團的新書、活動edm或電子報。

●您所填寫之個人資料，依個人資料保護法之規定，本公司將對您的個人資料予以保密，並採取必要之安全措施以免資料外洩。本公司將使用您的個人資料建立讀者資料庫，做為寄送新書或活動相關資訊，以及與讀者連繫之用。您對於您的個人資料可隨時查詢、補充、更正，並得要求將您的個人資料刪除或停止使用。

皇冠60週年集點暨抽獎活動注意事項

1. 本活動僅限居住在台灣地區的讀者參加。皇冠文化集團和協力廠商、經銷商之所有員工及其親屬均不得參加本活動，否則如經查證屬實，即取消得獎資格，並應無條件繳回所有獎金和獎品。

2. 每位讀者兌換贈品的數量不限，但抽獎活動每位讀者以得一個獎項為限（以價值最高的獎品為準）。

3. 所有兌換贈品、抽獎獎品均不得要求更換、折兌現金或轉讓得獎資格。所有兌換贈品、抽獎獎品之規格、外觀均以實物為準，本公司保留更換其他贈品或獎品之權利。

4. 兌換贈品和參加抽獎的讀者請務必填寫真實姓名和正確聯絡資料，如填寫不實或資料不正確導致郵寄退件，即視同自動放棄兌換贈品，不再予以補寄；如本公司於得獎名單公佈後10日內無法聯絡上得獎者，即視同自動放棄得獎資格，本公司並得另行抽出得獎者遞補。

5. 60週年紀念大獎（獎金新台幣60萬元）之得獎者，須依法扣繳10%機會中獎所得稅。得獎者須本人親自至本公司領獎，並提供個人身分證明文件和相關購書發票（發票上須註明購買書名），經驗證無誤後方可領取獎金。無購書發票或發票上未註明購買書名者即視同自動放棄得獎資格，不得異議。

6. 抽獎活動之Deseno行李箱將由Deseno公司負責出貨，本公司無須另行徵求得獎者同意，即可將得獎者個人資料提供給Deseno公司寄送獎品。Deseno公司將於得獎名單公布後30個工作天內將獎品寄送至得獎者回函上所填寫之地址。

7. 讀者郵寄專用回函參加本活動須自行負擔郵資，如回函於郵寄過程中毀損或遺失，即喪失兌換贈品和參加抽獎的資格，本公司不會給予任何補償。

8. 兌換贈品均為限量之非賣品，受著作權法保護，嚴禁轉售。

9. 參加本活動之回函如所貼印花不足或填寫資料不全，即視同自動放棄兌換贈品和參加抽獎資格，本公司不會主動通知或退件。

10. 主辦單位保留修改本活動內容和辦法的權力。

寄件人：

地址：□□□□□

請貼郵票

10547 台北市敦化北路120巷50號

皇冠文化出版有限公司 收